SUSANNE AUGUSTIN

Mehr als ein bisschen Bauchweh

SUSANNE AUGUSTIN

Mehr als ein bisschen Bauchweh

MEIN LEBEN MIT Morbus Crohn

SYMPTOME

DIAGNOSE

BEHANDLUNGSWEGE

mvgverlag

Bibliografische Information der Deutschen Nationalbibliothek
Die Deutsche Nationalbibliothek verzeichnet diese Publikation in der Deutschen Nationalbibliografie. Detaillierte bibliografische Daten sind im Internet über http://d-nb.de abrufbar.

Für Fragen und Anregungen:
info@mvg-verlag.de

Wichtiger Hinweis
Dieses Buch stellt keinen Ersatz für eine individuelle medizinische Beratung dar und sollte auch nicht als solcher benutzt werden. Wenn Sie medizinischen Rat einholen wollen, konsultieren Sie bitte einen qualifizierten Arzt. Der Verlag und die Autorin haften für keine nachteiligen Auswirkungen, die in einem direkten oder indirekten Zusammenhang mit den Informationen stehen, die in diesem Buch enthalten sind.

Alle Personen in diesem Buch wurden anonymisiert.

Originalausgabe
1. Auflage 2018

Nymphenburger Straße 86
D-80636 München
Tel.: 089 651285-0
Fax: 089 652096

Redaktion: Anna Cavelius
Umschlaggestaltung: Maria Wittek
Umschlagfoto: ©Fritz Bielmeier
Satz: Satzwerk Huber, Germering
Druck: CPI books GmbH, Leck
Printed in Germany

ISBN Print 978-3-86882-952-5
ISBN E-Book (PDF) 978-3-96121-254-5
ISBN E-Book (EPUB, Mobi) 978-3-96121-255-2

Weitere Informationen zum Verlag finden Sie unter

www.mvg-verlag.de

Beachten Sie auch unsere weiteren Verlage unter www.m-vg.de.

Für alle, die schon mal die Hosen voll hatten.

INHALT

LIEBE LESERIN, LIEBER LESER ...

»Sag mal, willst du das wirklich so schreiben?«, war die Reaktion eines Freundes, nachdem ich ihm einen Ausschnitt dieses Buchmanuskripts in die Hand gedrückt hatte. »Was, wenn das in 15 Jahren deine Kinder lesen und sich denken: Gott, wie peinlich ist das denn? Ist ja nicht so schick.« Dabei geht es in diesem Buch doch einfach um einige der normalsten Dinge der Welt – Blähungen, Durchfall und die Suche nach dem nächsten Klo!

Jedem vierten Deutschen machen Verdauungsprobleme zu schaffen, die alle unangenehm sind. Fast eine halbe Million Menschen leidet an einer chronisch entzündlichen Darmerkankung wie Morbus Crohn oder Colitis ulcerosa, kurz CED (also einer chronisch entzündlichen Darmerkrankung) – und die können einem selbst (und dem Umfeld) schon mal die Hölle auf Erden bereiten. Das Verzwickte an der ganzen Sache: Bis es zur Diagnose, einer passenden Therapie und somit Linderung der Symptome kommt, vergehen meist Jahre. Warum? Oft werden chronisch entzündliche Darmerkrankungen als »ein bisschen Bauchweh« abgetan.

Dieses Buch handelt von meinen Erlebnissen in der weiten und manchmal schon sehr verwunderlichen Welt der Darmerkrankungen. Vom langen Weg zur Diagnose. Von Erfahrungen mit Drogen und ihren Nebenwirkungen. Von der Absurdität einer Notoperation. Vom Darm und der Liebe und dem Leben mit einer CED. Und von der Suche nach dem verdammten nächsten Klo.

Ich habe mich dabei nicht geschont und tue es vermutlich auch nicht mit Ihnen, liebe Leser. Denn wer hat etwas davon, nicht über mögliche Darmdesaster zu reden – und wie das Leben eben so spielt? Ein Betroffener bestimmt nicht. Der eigene Darm auch nicht. Besonders Frauen sehen sich oft gezwungen, der unausgesprochenen Regel, sie sollten bitte so tun, als hätten sie gar kein Verdauungssystem, zu folgen. Brustabwärts sind unsere Körper gefüllt mit rosa Marshmallows. Natürlich alles Quatsch – auch Frauen gehen aufs Klo, auch Frauen leiden an Darmerkrankungen, auch Frauen haben eine – mitunter hyperaktive – Verdauung.

Die Tabuisierung von Verdauung und ihren Störungen ist dann noch der sprichwörtliche Nagel im Sarg. Warum scheißen wir also nicht alle einfach drauf?

In dem Versuch, dem Thema mit Humor – ja, das hilft – zu begegnen, Schamgefühle vor der Tür zu lassen und gleichzeitig grundlegend über die Existenz und Problematik chronischer Darmerkrankungen zu informieren, ist dieses Buch entstanden.

»Zu informieren und gleichzeitig Mut zu machen« klingt schon immer sehr ambitioniert. Aber genau das möchte ich versuchen. Als ich im zarten Alter von 16 Jahren zum ersten Mal quasi kopfüber in die Welt der Durchfälle und Blähungen geworfen wurde, war ich maßlos überfordert. Warum geht's mir so schlecht? Haben das andere Leute auch? Wie geht's denn jetzt weiter, was kann ich dagegen tun? Und mit wem kann ich mich austauschen? Ist ja total peinlich, so was.

Ja, okay, wirklich nicht so »schick«, das Ganze. Aber in der Hoffnung, dass es spätestens in 15 Jahren nicht mehr als unschick angesehen wird und sich mein momentan noch hypothetischer Spross gar nicht erst schämen muss, dieses Buch zu lesen, wage ich einen Versuch und wende mich an all diejenigen, denen es genauso geht oder die jemanden kennen und lieben, der an einer Darmerkrankung leidet.

Passen Sie auf sich auf und lassen Sie sich nicht unterkriegen. Das Leben ist zu kurz, um nicht zu furzen.

DIE WELT DER NOTFÄLLE

Als ich in jener Samstagnacht zum letzten Mal auf die Uhr blickte, stand der Zeiger auf kurz vor drei. Eine Uhrzeit, die mich schon immer fasziniert hat. Die unterschiedlichsten Dinge passieren samstags um drei Uhr nachts: Die meisten Leute schlafen. Manche sind gerade auf dem Heimweg nach einer durchzechten Nacht und schauen noch beim Fast-Food-Imbiss vorbei, nur um es am nächsten Tag dann wieder zu bereuen. Manche liegen wach und sinnieren über den Sinn des Lebens. Manche tauchen 22 Folgen tief in einem Netflix-Marathon ab und grübeln später über ihre Existenz und ihren Netflix-Konsum nach. Manche packen gerade die Koffer ins Auto und machen sich auf den Weg zum Flughafen in den Urlaub. Und manche Leute befinden sich mit offener Bauchdecke im Notoperationssaal, die Hände von Chirurgen tief im Inneren.

Noch vor wenigen Monaten hätte ich mich ausschließlich in den ersten fünf Kategorien wiedergefunden. Gefahr ist definitiv nicht mein zweiter Vorname und einen realistischen Grund für eine Notoperation um drei Uhr nachts konnte ich mir beim besten Willen nicht vorstellen. Ich übe keine Extremsportarten aus und schaue beim Überqueren der Straße immer zweimal nach links und einmal nach rechts.

»Die Patientin heißt Augustin. Leicht benommen, aber noch bei Bewusstsein, CRP überdurchschnittlich hoch, zuletzt 41 Grad Fieber, Verdacht auf diffuse Peritonitis nach Ileumresektion und anschließender Anastomoseninsuffizienz«, verkündete der Rettungsfahrer, als er mich auf einer Trage zur Notfallschwester an die Anmeldung rollte.

Sie glich in gekonnter Routine und professioneller Ruhe meine Daten mit ihren Notizen ab. Es war bereits auf dem Weg zur Notaufnahme ein Anruf des Notarztes und Rettungsdienstes eingegangen.

»Okay, Raum 08, bitte gleich CRP und Temperatur erneut überprüfen.«

Ich zuckte zusammen und stöhnte leicht, als ein erneuter scharfer Schmerz durch meinen Unterleib schoss und mir kurzzeitig den Atem raubte. »Und eine große Schmerzinfusion.« Die Notfallschwester blickte mich beruhigend an. »Keine Sorge, der Arzt ist sofort bei Ihnen.«

Ich nickte dankend und bohrte mir meine Fingernägel ins eigene Fleisch, um mich vom eigentlichen Schmerz abzulenken. Es funktionierte nur bedingt.

Ich hatte Angst. Ich konnte nicht nicht Angst haben.

Der Pfleger kutschierte mich weiter den Gang entlang, vorbei an vielen kleinen Zimmern hinein in einen abgetrennten Raum am Ende der Notaufnahme. Immer wieder fielen mir erschöpft die Augen zu, dennoch versuchte ich heimlich ein paar Blicke in die Zimmer zu erhaschen. Abgetrennter Fuß? Fahrradunfall? Messer im Hals? Als Jugendliche war ich wie viele meiner Freundinnen geradezu besessen von Ärzteserien wie etwa *Grey's Anatomy* oder *Emergency Room*. Die Notaufnahme eines großen Krankenhauses war für mich folglich irgendwie ein faszinierender Ort, bekannt eigentlich nur aus Film und Fernsehen. Ich erblickte eine Frau, die mit blutendem Finger auf einem Stuhl saß und zu Gott betete, und einen stark alkoholisierten Mann, der auf einer Trage seinen Rausch ausschlief, während ein junger Arzt eine übel aussehende Platzwunde nähte. Dennoch kamen mir einige Flashbacks aus diversen Serien in den Sinn. Dort hätte sich mein eigenes Erlebnis in dieser kalten Septembernacht des vergangenen Jahres vermutlich eben so abgespielt.

Alles wäre sehr hektisch und dramatisch gewesen. Voller extrem gut aussehender Ärzte und Schwestern, die sich aus den gegenüberliegenden Enden der Notaufnahme medizinische Begriffe, die sonst keiner verstand und oft auch irgendwie keinen Sinn ergaben, zurufen würden. Auch hätte ich selbst absurderweise ganz toll ausgesehen, also rein optisch. Die langen, dicken Wimpern verhangen von tapferen Tränen. Ich hätte mich nicht gekrümmt vor Schmerzen, eher wäre ich sehr anmutig dagelegen. Der schlanke, hochgewachsene Bereitschaftsarzt mit absoluter Traumfrisur hätte sicherlich trotz seiner 24-Stunden-Schicht immer noch total atemberaubend gewirkt, und obwohl wir uns noch nie in unserem Leben gesehen hatten, wäre ein Hauch von Schicksal ob dieser nächtlichen Krankenhausbegegnung in der Luft gelegen. Bestimmt hätte jeder Anwesende schließlich noch das absolut Richtige, Stimmige für die Situation auf den Lippen gehabt. Einen weisen Satz, der Millionen berührt und eigentlich übertragbar auf das Leben eines jeden Menschen.

Aber das echte Leben ist nun mal nicht wie im Film.

Die Notaufnahme war überfüllt, ständig gingen Leute raus und rein, dennoch blieb es faszinierend ruhig, und die, die hier arbeiteten, wussten, was sie zu tun hatten. Ich hörte, wie sich im Nebenraum ein Team sorgfältig auf die Ankunft einer 32-jährigen Frau mit Verdacht auf einen Aortenriss während einer Geburt vorbereitete.

»Der Hubschrauber kommt in 20 Minuten.«

Von Drama keine Spur, es überwog die beruhigende Professionalität eines geschulten Teams. Im starken Kontrast zu meinem Film-Ich sah mein Realitäts-Ich auch alles andere als wunderbar aus, sowohl äußerlich als auch innerlich. Lange, dicke Wimpern habe ich von Haus aus nicht. Meine Haare hatten zu diesem Zeitpunkt seit zwei Wochen weder Wasser noch Sonnenlicht gesehen. Auch Shampoo war ihnen mittlerweile fremd, und dementsprechend sahen sie aus. Meine Haut war fahl und gerötet vom Heulen. Definitiv nicht filmreif. Es sei auch anzumerken, dass ich zu diesem Zeitpunkt jegliche vermeintliche Würde und Coolness abgelegt hatte und in regelmäßigen Abständen wie am Spieß schrie, um anschließend wieder abgekämpft zusammenzusacken. Zudem wandte und krümmte ich mich so sehr, dass es dem etwas erschöpft wirkenden Arzt mit lichtem Haupthaar, der soeben zur Tür hereingeschneit war, beinahe unmöglich war, mich ordentlich zu untersuchen.

»Warum riechen Krankenhäuser eigentlich so komisch?«, fragte ich in die Runde.

Die Runde waren mein Partner Mark, eine Krankenschwester und meine in aller Hektik gepackte Tasche mit genau 14 Unterhosen und einem Paar Socken. Notaufnahmen riechen doch wirklich komisch. Krankenhäuser riechen komisch. Irgendwie nach Angst, besonders nachts. Der brennende Geruch von Alkoholtupfern löst bei mir mittlerweile regelmäßig leichte Panikattacken aus.

Mark, Medizinstudent im letzten Semester, verdrehte leicht die Augen und warf mir einen beruhigenden Blick zu.

»Keine Sorge, das ist nicht wirklich so. Alles Einbildung, rein konditionierte und assoziierte Angst.«

Aber zurück zur Realität. Auch die im Film immer so bewegende situationsbedingte Eloquenz fehlte.

»Ach du Scheiße, fuck, verdammt, tut das weh.«

Der Arzt, mittlerweile bereits der vierte, der sich meines Falles annahm, warf mir einen beinahe belustigten Blick zu, der allerdings nur wenige Sekunden später wieder besorgt wirkte. Er tastete meinen Bauch weiter ab und beäugte anschließend die nur wenige Minuten zuvor angefertigten Bilder der Magnetresonanztomografie. An seiner gerunzelten Stirn konnte ich erkennen, dass ihn die Aufnahmen nicht besonders erfreuten.

»Der Verdacht meiner Kollegin und mir auf eine Anastomoseninsuffizienz erhärtet sich leider. Das bedeutet, Ihr Darm ist an der Nahtstelle undicht und gibt Stuhl und Bakterien in den Bauchraum frei.«

Warum sich in meinem Darm überhaupt eine Nahtstelle befand? Nur zehn Tage zuvor war ich Teil eines ähnlichen, wenn auch etwas mehr geplanten Erlebnisses im Krankenhaus gewesen. Ein Stück meines Dünndarms, über die Jahre zerstört und zerfressen von der Krankheit Morbus Crohn, war entfernt worden. Die Operation verlief zunächst komplikationslos und ich wurde nach nur einer Woche nach Hause entlassen. Rückblickend alles andere als ideal, doch das Ausmaß der unvorhersehbaren, ungewöhnlich spät einsetzenden postoperativen Komplikationen konnte zu diesem Zeitpunkt niemand erahnen.

Der Arzt reichte der Schwester die Aufnahmen und murmelte ihr etwas Unverständliches zu, worauf sie nickte und den Raum verließ. Anschließend drehte er seinen Stuhl in meine Richtung und faltete seine Hände in seinem Schoß. Ein Teil von mir wusste, was als Nächstes kommen würde, noch bevor er die Worte tatsächlich aussprach.

»Leider führt eine undichte Naht in den meisten Fällen zu einer Bauchfellentzündung, einer Peritonitis. So auch bei Ihnen. Das ist der Grund für Ihr extrem hohes Fieber und Ihre Schmerzen. Mit jeder Minute, die vergeht, laufen wir Gefahr, Sie einer schweren Sepsis und letztendlich einem multiplen Organversagen auszusetzen.«

Was das bedeutete, musste er mir nicht erklären. Sepsis ist eine Blutvergiftung, wusste ich von Dr. House. Sowohl mein mehr oder weniger umfangreiches Serienhalbwissen als auch mein gesunder Menschenverstand sagten mir, dass die Chancen, ein septisches multiples Organversagen zu überleben, nicht groß sein konnten.

»Wir müssen Sie also umgehend operieren, um die undichte Stelle zu beseitigen und Ihren Bauchraum zu reinigen. Außerdem …« Er sah erst mich, dann Mark eingehend an: »… werden Sie wohl mit sehr großer Wahrscheinlichkeit ein Ileostoma, einen künstlichen Darmausgang, erhalten. Ihr Darm und Ihre Gesundheit sind momentan zu schwach und zu beschädigt, deshalb müssen wir das Ganze etwas entlasten, um eine erneute Peritonitis zu vermeiden.«

Mit dem Konzept eines Ileostomas war ich nach jahrelanger Darmerkrankung vage vertraut.

»Also das mit dem Operieren, um nicht zu sterben, verstehe ich gut, da bin ich auch direkt dafür. Aber das mit dem Stoma, lässt sich das vielleicht doch irgendwie vermeiden?«

Mir war schon auf dem Weg ins Krankenhaus bewusst gewesen, dass es sich bei über 40 Grad Fieber und einem steinharten Unterleib um keine leichte Magen-Darm-Grippe handeln konnte. Und doch traf mich diese Aussage unerwartet wie ein linker Haken. Ein künstlicher Darmausgang stand nicht auf meiner Bucket List für 2017. Oder auf irgendeiner Bucket List.

Er sah mich geduldig an. »Nicht, wenn Sie überleben wollen.«

Ich widersprach kein zweites Mal. Überleben klang eigentlich ganz gut.

Der Arzt verständigte das OP-Team und verließ mit einem letzten zuversichtlichen Nicken den Raum. Mark nahm meine Hand und sicherte mir zu, dass ein Stoma nicht das Schlimmste sei. Er hatte natürlich recht. Das schlimmstmögliche Szenario wäre in diesem Fall nicht ein Stoma, sondern zu sterben.

Die Schmerzinfusion fing allmählich an zu wirken, mein Fieber sank etwas und ich wurde deutlich entspannter, aber auch gleichzeitig nervöser. Eine ungewöhnliche Kombination. Mark verließ kurz das Zimmer, um meine Eltern zu benachrichtigen. Seine Abwesenheit löste Panik in mir aus, was auch der Monitor, der meine Vitalfunktionen überwachte, sofort signalisierte.

»Hier, mein Tinder« – die Bereitschaftsschwester, die vor wenigen Minuten wieder zurückgekehrt war, reichte mir mit einem Grinsen ihr Handy. »Sortier mal ein bisschen aus, bis ich deine neuesten Blutwerte hier habe.«

Ich starrte sie verdutzt an und brach dann in ein leises, gebrochenes Gelächter aus. So gut man eben in akuter Lebensgefahr noch körperlich in der Lage ist, Heiterkeit zu verströmen. Ich wusste, sie versuchte, mir die Angst zu nehmen und mich abzulenken. Ihr Plan ging auf. Die nächsten Minuten verbrachte ich damit, Tinder-Matches für die Schwester zu sortieren. Ich glaubte, irgendwo zwischen Jens und Matthias auch den freundlichen Rettungsfahrer von vorhin zu erkennen, und drückte auf ›Favorisieren‹. Match-Maker am Sterbebett, 2030 im Kino um die Ecke.

Nur wenig später kamen meine neuesten Blutwerte zurück und untermalten die Aussage des Arztes: Mein Zustand verschlechterte sich rapide, eine unmittelbare Notoperation konnte nicht weiter auf sich warten lassen. Es war in diesem Moment, dass mir die Ernsthaftigkeit der ganzen Situation zum ersten Mal richtig bewusst wurde und ich eine so tiefe und seltsame Ohnmacht fühlte, die ich in diesem Ausmaß bisher nicht kennengelernt hatte. Es gab keine Alternativen, diese Operation war unumgänglich. Keine zweite Meinung, keine Bedenkzeit. Ich war angekommen in der Welt der absoluten Notfälle.

Als ein Pfleger mich aus dem Zimmer rollte, schweiften meine Gedanken wieder zu diversen Serien ab und wie komplett anders das echte Leben doch war. Mark hielt keine bewegende Rede, wie ich, die Liebe seines Lebens, sein komplettes Dasein verändert hätte und ich auf keinen Fall sterben dürfe. Seine Existenz hätte dann nämlich keinen Sinn mehr. Stattdessen war er weiß wie ein Gespenst und brachte kaum ein Wort raus.

»Also, na ja, bis später dann, okay?«

Kurz angebunden, aber Sterben stand halt einfach auch nicht wirklich zur Debatte an jenem Samstagabend.

Auf dem Weg zum Operationssaal fühlte ich mich wie ein Internetbrowser mit zu vielen auf einmal geöffneten Tabs. In unzählige wirre Gedanken versunken grübelte ich vor mich hin, bis mich der Pfleger aus meiner Nahtod-Trance riss und fragte, wie ich mich denn in diese Situation gebracht hätte.

»Mich in diese Situation gebracht? Na ja, also gebracht eigentlich gar nicht. Ursprünglich habe ich Morbus Crohn, und letzte Woche ...«, fing ich an.

Er unterbrach mich: »Ach, oje. Das kann ich nachvollziehen. Ich habe auch mit einem Reizdarm zu kämpfen, wirklich nicht schön, so was.«

So gut es unter der Wirkung der Schmerzmittel noch ging, verdrehte ich meine Augen, bis man nur noch das Weiße sah. Morbus Crohn, das ewige Stiefkind unter allen schweren Krankheiten.

Wenn es nicht gut ist, ist es noch nicht das Ende

Im sanft beleuchteten Operationssaal angekommen, befand sich dort schon das chirurgische Bereitschaftsteam für die Nacht. Alles war sehr ruhig, die Lebhaftigkeit der Notaufnahme hatten wir hinter uns gelassen. Diverse Gerätschaften, die ich nicht eindeutig zuordnen konnte, gaben ein stetiges Brummen von sich. Die Decke hatte ein ganz eigenes, seltsames, beinahe spirituelles Muster. Ganz plötzlich stieg meine Nervosität ins Unendliche an und mir wurde erneut panisch bewusst, dass es nun kein Zurück mehr gab. Ein absolut surreales Gefühl. Dass es tatsächlich um Leben und Tod ging.

Kein Medikament, keine guten Gedanken, nichts außer diese Operation konnte mein Leben retten. Es war doch völlig absurd, noch Stunden vorher war ich zu Hause auf der Couch gelegen und hatte ein Buch gelesen.

Ich schluckte mehrmals und versuchte, mich auf das Muster der Decke zu konzentrieren, doch mein Mund war wie ausgetrocknet. Ich hatte unglaublich Durst. Das allzu bekannte »Warum ausgerechnet ich?« versuchte sich in mein Unterbewusstsein zu schleichen. Es war verlockend, doch Mitleid half mir in dieser Situation nicht weiter. Aber warum denn ich? Gab es irgendwas, womit ich mich versündigt und was mich zu Recht in diese Situation gebracht hatte? Ich erinnerte mich an das Schwert einer Lego-Figur meines Cousins, das ich im Alter von sieben Jahren heimlich mit nach Hause genommen hatte und es meiner eigenen Figur ansteckte. Das musste es sein.

Beinahe penetrant beäugte ich jeden einzelnen Anwesenden im Operationssaal kritisch, um zu sehen, ob ich Anzeichen von Müdigkeit oder Konzentrationsschwäche feststellen konnte. Geblendet durch die vielen Lichter, sah ich allerdings so gut wie gar nichts.

»Sind Sie jetzt schon alle fit genug für so was?«, entfuhr es mir.

Eine legitime Frage. Schließlich war es doch mitten in der Nacht.

»Absolut fit«, kam es aus irgendeiner Ecke. Aus meinen Augenwinkeln glaubte ich eine Schwester gähnen zu sehen.

Ich fühlte mich dennoch ungewöhnlich wohl. Wahrscheinlich aufgrund der eingeleiteten Narkosemedikation, aber auch die Absurdität der Situation war auf eine ganz eigene

Art beruhigend. Ich wurde weiter verstöpselt und verkabelt, für jeden Anwesenden außer mir ein Routinefall und wahrscheinlich keine große Sache. Eine weitere Nadel gesellte sich in meine Armvene, zwei warme Hände strichen meine Haare zurück und packten meinen Kopf in eine Operationskappe. Ich erkannte eine brummende Gerätschaft als Beatmungsgerät, welches nach der Intubation nun jeden Moment das Atmen für mich übernehmen würde.

Als ich auf dem Operationstisch lag, in gleißendes Licht getaucht, bis auf ein schickes OP-Hemd pudelnackt und eingewickelt in wohlig beheizte Decken, gingen mir erneut so einige Dinge durch den Kopf. Manche davon waren unpassend normal: Wurde der Hund noch gefüttert, bevor wir vom Krankenwagen in die Klinik gebracht worden waren? Können die nicht beantworteten E-Mails warten? Und hatte ich die Kaffeemaschine zu Hause abgestellt? Eine niedergebrannte Wohnung wäre in diesem Moment noch das Sahnehäubchen. Und was ist mit einem Testament? Ich hatte kein Testament. Ich besitze nicht viel, aber ein paar coole Dinge sind schon dabei.

Inmitten dieser Grübeleien kam mir auch eines meiner Lieblingszitate zu Schulzeiten in den Sinn. Oscar Wilde vielleicht.

»Am Ende wird alles gut. Wenn es nicht gut ist, ist es noch nicht das Ende.«

Sicherlich würde das heute, jetzt, dieser absurde Wahnsinn nicht das Ende für mich bedeuten. Denn gut war es sicherlich nicht. Nichts, wirklich absolut nichts an dieser Situation war auch nur annähernd okay. Und warum werden solche Notfallszenen in Serien immer so komisch romantisiert? Es war einfach nur scheiße. Mehr Panik setzte ein, und urplötzlich dachte ich, diesmal tatsächlich wie im Film, über mein bisheriges Leben nach. So ganz auf einmal mit dem möglichen Tod konfrontiert zu sein, zwingt einen auch irgendwie dazu. Ich resümierte.

Dachte darüber nach, ob ich ein gutes Leben gelebt hatte. Nicht gut im Sinne von viel erreicht, viel Geld verdient, viele Dinge besessen. Ich dachte darüber nach, ob ich ein guter Mensch gewesen war. Ein absolutes Klischee, aber Klischees sind eben auch nicht völlig unbegründet Klischees. Eine Frage, die sich sicherlich schon jeder einmal gestellt hatte. Ich dachte über das simplifizierte und dennoch irgendwo verankerte Konzept Himmel und Hölle nach. Darüber, wo ich mich finden würde, sollte eine Aufteilung des Daseins nach dem Leben auf Erden wirklich existieren. Mittlerweile sind viele Monate seit jener Nacht vergangen und ich kann mich nicht mehr an jeden einzelnen Gedanken erinnern, die mir in jenem Moment durch den Kopf gingen. Einer blieb jedoch hängen, und das war dieser: Sollte ich jetzt, heute Abend, wirklich sterben, wäre mir nichts wichtiger, als die Erde ein bisschen besser zu verlassen, als ich sie vor vielen Jahren betreten hatte. Ich hatte geliebt und hatte Liebe erfahren. Mehr benötigte ich nicht. Alles andere war in diesem Moment völlig egal. Es war ein sehr einfacher, klarer, sehr intimer Augenblick. Und auch ein sehr einmaliger Augenblick, der schon gleich am nächsten Tag wieder der Hektik des Alltags wich.

Ich merkte, wie sich trotz der einsetzenden Narkose und Schmerzmittel mein Puls beschleunigte. Ich klammerte mich an die freundliche Narkoseärztin, die meine Hand mitleidig duldete.

»Haben Sie sich einen schönen Traum ausgedacht? Dann geht's jetzt los. Sie kennen das Spiel ja schon, einfach von zehn runterzählen.«

Mein Traum war ausgesucht, und es war ein ganz banaler: Lebendig und gesund aus dieser Sache herauskommen. Und einen Porsche zu kaufen.

Die Anästhesistin setzte die Spritze an meinen Zugang am Arm an und drückte die Flüssigkeit hinein. Automatisch zählte ich von zehn Richtung null und fragte mich im gleichen Augenblick noch, warum man eigentlich von zehn rückwärts zählen sollte. Hat das einen besonderen Sinn? Warum nicht auf zehn raufzählen? Ich brauchte eine Antwort, merkte allerdings schon nach wenigen Sekunden, wie meine Augenlider schwer wurden und ich in einen tiefen Schlaf sank. Wird schon.

Jeglicher philosophische Gedanke war einige Stunden später wieder verflogen, als ich unter extremen Schmerzen und noch komplett benommen aus der Narkose erwachte.

»Aaaaargh.«

Ich war am Leben.

Glaubte ich zumindest. Ich fühlte mich wie gelähmt und konnte mich nicht bewegen. Mein Körper war unglaublich schwer, als hätte man mir Ziegelsteine auf Brust und Bauch gelegt. Zahlreiche Schläuche pumpten Schmerzmittel in meinen Körper und ein kleiner Schlauch unter meiner Nase half mir beim Atmen. Mein Herz raste. Aber ich war am Leben. So gut es ging, öffnete ich meine Augen. Alles um mich herum war dunkel, der Raum gespenstig ruhig. Wurde ich vergessen? Der OP-Bereich schien verlassen und lediglich ein weiteres Krankenbett befand sich neben mir im Aufwachraum.

Richtig, der Aufwachraum. Ich verspürte einen unglaublichen Durst und überlegte, wie lecker eine Cola jetzt doch wäre, konnte aber den Gedanken nicht zu Ende führen, bevor ich wieder in einen tiefen, traumlosen Schlaf sank.

Einige Momente oder vielleicht auch Stunden später – jegliches Zeitgefühl war mir abhandengekommen – wurde ich erneut wach. Ich befand mich in einem anderen Raum, heller, freundlicher. Draußen hörte ich Vögel singen. Es war wirklich strahlend hell. Eine erneute Panik überkam mich, als ich an diverse typische Darstellungen des Lebens nach dem Tod in Filmen dachte. Hell? Freundlicher Raum? Vogelgezwitscher? Oh mein Gott.

»So, wäre das auch geschafft. Ausgeschlafen?«

Mir fiel ein Stein vom Herzen, beinahe erwartete ich eine Signalstörung am Monitor. Das war unverkennbar die Stimme meines Vaters. Trotz schwerer Augenlider glaubte ich, ganz verschwommen auch Mark und meine Mutter zu erkennen.

Mark nahm meine Hand und grinste.

»Stylischer Beutel.«

Schlagartig, beinahe als hätte ich vergessen, warum ich überhaupt hier war, erinnerte ich mich an die Operation. Und an das Ileostoma. Ich konzentrierte mich auf jegliche Körperempfindungen und spürte den nach Operationen üblichen Blasenkatheter, doch das Stoma machte sich überhaupt nicht bemerkbar, offensichtlich war es jedoch da. Ich wagte es nicht, unter die Decke zu schauen und meinen Bauch zu betrachten. Nicht wegen der riesigen frischen Narben, die waren sowieso unter dicken Pflastern versteckt. An meinem Bauch befand sich nun auch ein Beutel. Und in diesem Beutel befand sich ein Darm. Mein Darm, der doch eigentlich innerhalb meines Körpers sein sollte, nicht außerhalb. Wie sah so ein Darm überhaupt aus? Rosa? Schleimig? Ist das eine blutige Angelegenheit? Ich bin nicht gut, wenn es ums eigene Blut geht.

Ich seufzte lange und laut. Sicherlich war auch mein Darm nicht erfreut, seine vertraute Umgebung verlassen zu müssen. Vielleicht sollte ich hier nicht nur ständig an mich denken.

Es würde noch einige Tage dauern, bis ich mich bereit fühlte, mein nun so prominentes Verdauungsorgan zu betrachten und zu pflegen. Ein neuer Lebensabschnitt, der so definitiv nicht geplant war.

Eine Schwester betrat den Raum, um meine Schmerzinfusion zu wechseln. Je klarer meine Gedanken vorübergehend wurden, desto bewusster wurde mir, wie viel Glück ich vergangene Nacht gehabt hatte. Was, wenn ich die Beschwerden, wie schon so oft, so gut ich kann ignoriert und versucht hätte, es einfach irgendwie auszuhalten? Was, wenn ich die lebensbedrohlichen Symptome mit postoperativen Schmerzen verwechselt hätte? Was, wenn Mark meinem Vorschlag zugestimmt hätte, das hohe und immer weiter steigende Fieber erst mal mit Tabletten zu senken? Was dann?

Vermutlich wäre ich noch in derselben Nacht verstorben oder hätte mich letztendlich in einem so kritischen Zustand befunden, dass selbst eine Operation mich nicht mehr hätte retten können.

Dabei hatte ich doch »nur« Morbus Crohn. Ich versuchte, darüber nachzudenken, was das für mich bedeutete. Ein kleiner Teil von mir fühlte sich beinahe beschämt, tatsächlich über den Tod nachgedacht zu haben, schließlich war ich doch noch hier. Meine Gedanken von vor nur wenigen Stunden erschienen mir plötzlich lächerlich. Willkommen zurück im Alltag. Doch zum ersten Mal wurde mir bewusst, wie schnell unser Leben vorbei sein kann. Nichts garantiert einem, dass man morgen, nächste Woche, nächsten Monat oder gar nächstes Jahr noch da ist.

Zum Grübeln blieb erst einmal nicht viel Zeit. Schon bald merkte ich, wie sich eine erneute Müdigkeit zusammen mit der typischen postoperativen Übelkeit über mich ausbreitete.

Ich bat meine Eltern und Mark, Bekannte und Freunde zu verständigen. Die meisten reagierten entsetzt, viele besorgt und einige gar nicht. Es war ein allbekanntes Gefühl, in meiner Krankheit nicht immer ernst genommen zu werden. Morbus Crohn, eine chronisch entzündliche Darmerkrankung, an der mehrere Hunderttausend Menschen in Deutschland wissend oder auch unwissend leiden, oft missverstanden und als »Klo-Krankheit« abgestempelt. Nichts Schlimmes eben. Nichts, womit man nicht klarkommen könnte. Nichts, was man wirklich ernst nehmen muss. Schließlich sieht man einem die Krankheit doch nicht mal an. Doch spätestens nach jener unvergesslichen Nacht sollte auch wirklich jedem deutlich sein: Morbus Crohn ist definitiv mehr als ein bisschen Bauchweh.

Schmerz oder Scherz? Was wehtut und was nicht

- **Blutabnahme:** Im Grunde klingt das meiste schlimmer, als es in der Regel dann ist. Eine Blutabnahme zum Beispiel ist völlig schmerzfrei, es sei denn, man hat extrem dünne und schwer zu findende Venen. Dann kann es sein, dass leider ein bisschen häufiger gepikst werden muss. Was bei mir immer gut hilft: Durch Wärme treten die Venen etwas stärker hervor. Ebenso hilfreich sind Muskelbewegungen wie das berühmte »Pumpen« mit der Faust. Auch eine ausreichende Zufuhr von Flüssigkeit hilft dabei, passende Venen zur Blutabnahme zu finden. Und zu guter Letzt: Manchmal ist es von Vorteil, sich die Einstichstellen von vorherigen Blutabnahmen grob zu merken, um so ein großes Gepikse zu vermeiden.

- **Infusion:** Infusionen über die Venen an der Hand empfinden viele generell als etwas unangenehmer als zum Beispiel in der Ellenbeuge. Das liegt daran, dass die Haut an der Hand einfach etwas empfindlicher ist und mehr Nervenzellen besitzt. Auch kommt es immer auf den Inhalt einer Infusion an, ob diese als schmerzhaft empfunden wird. Die am häufigsten verabreichten Infusionen wie Kochsalz, Eisen oder Paracetamol sind eigentlich schmerzfrei. Es gibt allerdings einige Medikamente, die auf die Venen reizend wirken und dadurch etwas brennen. Ist eine Infusion schmerzhaft, kann es auch sein, dass der Zugang innen an der Vene anliegt oder die Infusion zu schnell oder zu kalt durchläuft.
- **Einen Zugang für Infusionen legen:** Dieser Vorgang läuft im Grunde wie eine Blutabnahme ab, nur dass die Nadel anschließend in der Vene bleibt. Ich habe über viele Jahre immer angenommen, dass es sich dabei um eine tatsächliche, echte Nadel handeln würde, die in der Vene bleibt. Allerdings besteht die »Nadel« eines Zugangs aus weichem Plastik und passt sich somit der Vene an. Das bedeutet, dass sie in der Regel absolut unauffällig ist. Wenn sie aber

falsch oder ungünstig liegt, kann das manchmal einen unangenehmen Druck ausüben, zum Beispiel in der Ellenbeuge. In diesem Fall sollte man den Arzt bitten, gleich noch mal an einer anderen Stelle einen Zugang zu legen. Bei längeren Krankenhausaufenthalten wird der Zugang dann sowieso alle paar Tage neu gelegt, um Komplikationen wie eine Infektion zu vermeiden.

- **Einen Blasenkatheter einführen und ziehen:** Blasenkatheter sind mein persönlicher Horror. Aber das ist es auch schon, sie sind mein persönlicher Horror. Während einer längeren Operation muss der Körper mit Flüssigkeit versorgt werden, doch der Patient kann ja bei voller Blase während eines Eingriffs nicht einfach zwischendurch mal aufstehen und zum Pinkeln gehen. Daher führen die Ärzte, sobald die Narkose ihre Wirkung zeigt und der Patient für die Operation bereit ist, einen Schlauch in die Blase ein. Dadurch läuft Urin automatisch in einen Beutel ab. Das Druckgefühl, das man verspürt, wenn man zur Toilette muss, ist komplett weg. Normalerweise ist ein Blasenkatheter absolut schmerzfrei und sollte gar nicht großartig auffallen. Viele empfinden ihn sogar als angenehm, da er einem den Gang zum Klo erspart. Es mag wohl mehr Einbildung als Realität sein, aber ich selbst habe bisher jeden Blasenkatheter als äußerst unangenehm wahrgenommen. Es kann ab und zu vorkommen, dass sich im Schlauch etwas »staut«. In diesem Fall wird mit einer großen Spritze der Urin über den Schlauch manuell abgesaugt. Jedenfalls bestehe ich schon immer so bald wie möglich auf das Ziehen des Katheters, auch wenn es bedeutet, schon kurz nach der Operation zur Toilette aufstehen zu müssen. Schadet an sich ja auch nicht, wenn es der Körper mitmacht. Hier kann aber auch zunächst eine Bettpfanne oder ein Pinkelstuhl helfen. Das eigentliche Ziehen des Katheters tut nicht weh, auch wenn man es sich schlimm vorstellt – oder vielleicht bin ich da auch wieder ein Einzelfall. Es geht jedenfalls blitzschnell, und man spürt gar nichts. Wichtig jedoch: entspannen und nichts »zusammenziehen«.

- **Eine Drainage einführen und ziehen:** Holt man sich Rat bei Dr. Google, findet man einige Horrorgeschichten zu Drainagen und allem, was dazugehört. Eine Drainage wird meist gegen Ende der Operation angelegt und sorgt dafür, dass Flüssigkeiten und Blut im Bereich der Operationsstelle nach dem Eingriff ungehindert abfließen können. Wird man zum Beispiel am Darm operiert, wacht man im Anschluss mit einem kleinen Schlauch auf, der aus dem Bauch herausragt. Der Schlauch führt in einen durchsichtigen Beutel, in dem sich postoperative abdominale Flüssigkeiten sammeln. Es kommt oft vor, dass eine Drainage ein unangenehmes Druckgefühl verursacht. Das kann daran liegen, dass sie im Inneren des Körpers mit Nervenenden in Berührung kommt. In diesem Fall kann der Arzt versuchen, die Drainage ein kleines bisschen zu ziehen, um deren Position zu verändern. Die Drainage als Ganzes wird in der Regel nach zwei bis drei Tagen entfernt. Das Ziehen ist etwas unangenehm, ein sehr komisches Gefühl. Ungefähr so, als würde man den ersten großen Hügel einer riesigen Achterbahn hinunterschießen. Oder vor der ganzen Klasse gesagt bekommen, dass man als Einzige einen Fünfer in der Mathe-Schulaufgabe hat.

Aber es ist auch so erleichternd. Das Ziehen dauert normalerweise nur etwa 30 Sekunden und mit der richtigen Atemtechnik – beim Anziehen der Drainage ausatmen, der Arzt gibt einem dazu das Kommando – ist es wirklich erträglich.

SPINNE ICH ODER GEHT ES MIR WIRKLICH SO SCHLECHT?

Geht man von einer Lebenserwartung von 80 Jahren aus, verbringt der durchschnittliche Mensch etwa 230 Tage auf dem Klo. Mehr als ein halbes Jahr verbringen wir in der Regel auf dem stillen Örtchen und hinterlassen dabei hochgerechnet über fünf Tonnen Stuhl. Ich habe mein 30. Lebensjahr noch nicht erreicht und wage zu behaupten, mich der 230-Tage-Grenze bereits jetzt in atemberaubender Geschwindigkeit anzunähern.

Morbus Crohn ist eine äußerst heimtückische Darmerkrankung, die in Schüben verläuft. Sie wird oft lange Zeit falsch diagnostiziert oder einfach nicht erkannt. Sicherlich gibt es Ausnahmen, aber im Durchschnitt vergehen in Deutschland von den ersten Symptomen bis zur Diagnose mehrere Jahre.

Ich werde oft gefragt, warum ich denn »dieses Morbus Crohn da« habe. Gab es irgendwas in meiner Kindheit, das schrecklich schieflief? Hatte mich meine Mutter aus Versehen zwölf statt neun Monate ausgetragen und mein Immunsystem schon vor meiner Geburt zerstört?

Tatsächlich wuchs ich ganz normal und gesund acht Monate und 26 Tage heran. Es gab keinen einschneidenden Moment, der der Auslöser für dieses Immundefizit gewesen sein könnte. Von klein auf war ich ein äußerst aktives Kind. Ein richtiger Wildfang, wie man so schön sagt. Klingt besser als hyperaktiv und anstrengend. Geboren und aufgewachsen im ländlichen Süden Deutschlands, blieb mir auch wirklich nicht viel anderes übrig, als in Lederhosen den ganzen Tag durch Wald und Wiesen zu laufen. Wir Dorfkinder hatten weder Elektrizität noch warmes Wasser.

Kurz nach meiner lebensrettenden Operation im vergangenen Jahr fuhr ich für eine Weile lang zurück zu meinen Eltern aufs Land. Zwei Wochen später sollte ich in der Nähe meines Elternhauses zusammen mit einigen anderen älteren – größtenteils 60 Jahre aufwärts – Stomaträgern eine ambulante Reha beginnen, und die Zeit zwischen der lang herbeigesehnten Entlassung aus dem Krankenhaus und dem Beginn der Reha galt es zu überbrücken.

Ich befand mich bereits auf dem Weg der Besserung. Ich konnte alleine duschen, mein Stoma pflegen, mir etwas zu essen machen. Dennoch war ich auch noch in sehr vielen Belangen auf Hilfe angewiesen. Mit einem dauerhaften Loch in der Bauchdecke durfte ich natürlich nichts heben und tragen, und auch die im Hinterkopf lauernde Angst, es könnte postoperativ wieder etwas schiefgehen, war ständig da. Mark, der sich in den Endzügen seines Medizinstudiums befand, war unter der Woche oft bis spätabends außer Haus: Vorlesungen, Lerngruppen und Praktikum im Krankenhaus. Zurück in die gemeinsame Wohnung war also nach der Entlassung eigentlich gar keine Option.

Es dauerte nur wenige Tage, bis mir zu Hause die Decke auf den Kopf fiel. Auf dem Land gibt es natürlich Elektrizität, aber was eher eine Seltenheit ist, ist schnelles Internet. Netflix bufferte konsequent auf 45 Prozent und katapultierte mein damals ohnehin ständig gereiztes Gemüt von null auf 180. Ich gab schließlich auf und versuchte, mein postoperatives und somit irgendwie legitimiertes Dasein in Faulheit anderweitig zu verschönern.

Kurz nach der Geburt meiner jüngeren Schwester hatten sich meine Eltern zu Weihnachten eine damals supermoderne Videokamera geleistet, sogar mit Farbaufnahme. Heutzutage wüsste sie vermutlich niemand mehr zu bedienen, der nicht selbst ein Fossil ist. Gelangweilt und nach einigen Tagen im alten Jugendzimmer auch ein bisschen nostalgisch gestimmt, kramte ich schließlich die große Box mit Home-Videokassetten aus den Jahren 1994 bis 2004 hervor.

Je älter, desto besser, dachte ich mir und schob eine Kassette aus dem Jahr 1995 in den Videorekorder. Dass meine Eltern noch einen Videorekorder besaßen, faszinierte mich nicht weniger als die wuchtige Dauerwelle meine Mutter, die mir am Zwei-Meter-Flachbildfernseher im Wohnzimmer kurzzeitig den Atem raubte.

Hallo Neunziger.

Das Video fing knisternd an zu laufen. Ein Fußballspiel im Garten, meine zwei Cousins, ein Nachbarsjunge, den ich seit 15 Jahren nicht mehr gesehen habe, und ich. Als aufmerksamkeitssüchtiges Kind, das ich damals war, bettelte ich schon zwei Minuten nach dem Start des Videos meinen Vater an, doch bitte mich zu filmen. Was er dann auch tat. Ich posierte gekonnt viel zu nahe vor der Kamera.

Fünf Jahre alt, Pagenschnitt, braun gebrannt (aber nur bis zum Ärmel des T-Shirts, auch »Bauernbräune« genannt), aufgeschürfte Knie. Elegant gekleidet in vom Fußballspielen verschmutzten Klamotten und natürlich barfuß. Keine Anzeichen, dass nur elf Jahre später die ansteckende Lebhaftigkeit dieser kleinen Person einer trägen Mutlosigkeit weichen würde.

Mein fünf Jahre altes Ich grinste weiter schneidezahnlos in die Kamera. Eine seltsame Traurigkeit überkam mich. Sicherlich war ich noch emotional geladen von den Erlebnissen der letzten Wochen und den neun verschiedenen Medikamenten, die ich täglich zu mir nahm. Ich blickte in mein fünf Jahre altes gesundes, munteres Gesicht und dachte mir, wie sorglos ich damals sein durfte. Dieses Mädchen konnte nicht erahnen, dass es später um sein Leben kämpfen würde. Ich wollte es beschützen, vor all dem Schmerz, den Sorgen, den Tränen. Ich verspürte eine erdrückende Dankbarkeit für die nächsten wenigen Jahre, die dieser kleine Mensch noch unbeschwert würde leben dürfen.

Elf Jahre später, kurz nach Beginn meines 16. Lebensjahres, bemerkte ich zum ersten Mal ein ungewöhnliches Ziehen im rechten Unterleib. Nicht kontinuierlich, nicht aufdringlich. Ein Ziehen, das wirklich unzählige Gründe haben konnte. Es war Weihnachtszeit, und ich schob es auf den übermäßigen Konsum von Süßigkeiten und Fettigem. Aber es ist schließlich nur einmal im Jahr Weihnachten, also galt bei mir schon immer die Devise »weiter Reinhauen, was das Zeug hält«. Ich war ein normaler, gesunder Teenager, sportlich noch immer sehr aktiv. Ich verschwendete somit keine weiteren Gedanken an das komische Ziehen im rechten Unterleib, wo schon kurze Zeit später meine erste Operationsnarbe entstehen sollte.

Das Ziehen verschwand so schnell, wie es gekommen war. Als typischer Teenager hatte ich unzählige andere Sorgen, das Ziehen im Bauch war bald vergessen. Doch drei Monate später, Karfreitag, wog ich etwa fünf Kilogramm weniger und ging mit definitiv höherer Frequenz aufs Klo als je zuvor in meinem Leben. Mein Vater pflegte immer zu sagen, alles zwischen fünfmal am Tag und einmal alle zwei Wochen sei normal. Was ja auch absolut stimmt, solange die Klofrequenz nicht kausal mit einer Erkrankung des Magen-Darm-Trakts zusammenhängt.

An jenem Karfreitag, die fünf Kilo leichter und dennoch nicht annähernd untergewichtig – ich war ein eher wohlgenährtes Mädchen und hatte mich zuvor nicht an der untersten Gewichtsgrenze befunden –, machte sich erneut das weihnachtliche Ziehen im Unterleib bemerkbar, und ich beschloss, es diesmal nicht so leicht abzutun. Ich hatte mich während der Fastenzeit einigen Freundinnen angeschlossen und absolut gesund gegessen. Keine Süßigkeiten, weniger Fett, mehr Obst, weniger Pickel. Ich war überzeugt, dass auch dies der Grund war, warum die Kilos innerhalb weniger Monate nur so purzelten. Aber dass mein Bauch nun auf sich aufmerksam machen könnte wie an Weihnachten? Nach all dem gesunden Essen? Es gab doch absolut keinen Grund für meinen Bauch, sich zu beschweren.

Das Ziehen intensivierte sich und wer oder was immer dort drinnen anzog, zog weiter bis zum nächsten Tag.

Über den Mittagstisch gekrümmt und mit einem Gesicht, als hätte ich Kieselerde vor mir auf dem Teller, erregte ich schließlich die Aufmerksamkeit meiner leicht gekränkt wirkenden Mutter, die liebevoll unser typisches Karsamstag-Mittagessen vorbereitet hatte: Spätzle mit Emmentaler, im Allgäu auch »Kaasspotzn« genannt.

»Ich hab sie extra nicht in Fett gebraten diesmal, kalorienarm quasi, die kannst du ohne Bedenken essen.«

Ich schüttelte meinen Kopf und setzte entschlossen an, meiner Familie beim gemeinsamen Essen grafisch und detailliert mein schlimmer werdendes Bauch- und Kloproblem zu erklären.

»Der Blinddarm«, unterbrach mich mein Vater, noch bevor ich meinen ersten Satz zu Ende bringen konnte. »Kontinuierliches Ziehen im rechten Unterleib? Das ist ganz eindeutig der Blinddarm. Ich wette 50 Euro, dass der Blinddarm heute rausmuss.«

Mir war klar, dass mein Vater versuchte, die Situation aufzulockern. In meinen 16 Jahren auf diesem Planeten war ich Operationen und Krankenhäusern ganz gut entkommen. Meine Aversion gegenüber allem, was mit Krankheit zu tun hat, machte sich bereits sehr früh kenntlich. Als ich vier Jahre alt war, wurde ich angeblich bei einer Blutabnahme beim Kinderarzt ohnmächtig. Ich bin mir bis heute nicht sicher, ob es sich dabei um einen Witz auf meine Kosten handelt oder nicht. Beim Gedanken daran, Ostern mit aufgeschnittenem Bauch im Krankenhaus zu verbringen, drehte sich mir jedenfalls sofort der Magen um, und die Spätzle machten sich auf den Weg zurück nach oben.

In meiner Hoffnung, einer Operation zu entkommen, hielt ich die gut gemeinte Amateurdiagnose meines Vaters für etwas überstürzt. Sicherlich würde es mir bei einer Blinddarmentzündung viel schlechter gehen. Wies ich auch andere Symptome auf, die auf eine Blinddarmentzündung hindeuteten? Jener Karsamstag spielte sich noch vor der Smartphone-Ära ab, weitere Symptome einer potenziellen Blinddarmentzündung ganz einfach zu googeln, war damals noch nicht möglich.

Meine Mutter, schon immer lieber »auf der sicheren Seite«, telefonierte mit ihrer Freundin Hilde, die als Jugendliche auch den Blinddarm entfernt bekommen hatte. Und auch Hilde war überzeugt, dass das der Blinddarm sein musste. Ohne auch nur einen weiteren meiner geliebten Kaasspotzn zu verzehren, befand ich mich also nur wenig später zusammen mit meinem Vater auf dem Weg zum für den Notdienst zuständigen Arzt. Ostern und Wochenende auf dem Land erschwerten die ganze Situation ein kleines bisschen. Aber auch für den Bereitschaftsarzt war nach kurzer Schilderung meiner Beschwerden und Abtasten meines Bauchs sofort klar, dass es sich hierbei um eine akute Blinddarmentzündung handeln musste.

Also wieder zurück nach Hause, Unterhosen und die neueste Ausgabe der *Bravo* in die Sporttasche, und ab in die Notaufnahme. Was mich bereits damals verwunderte, war, dass sich mein Schmerz nicht intensivierte. Er war da, er war fies, aber nicht graduell zunehmend. Ein Blinddarm kurz vorm Platzen, der sich sozusagen höflich auf eine erträgliche Schmerzstufe beschränkte.

Auch im Krankenhaus wiesen alle Tests und Untersuchungen auf die logischste Erklärung hin, und das war eine Blinddarmentzündung. Mein Blut zeigte eine Erhöhung der Entzündungswerte, mein Abdomen war druckempfindlich und meine Temperatur leicht fiebrig.

Bereits wenig später befand ich mich also zum ersten Mal in meinem Leben in einem schicken Operationshemd und war ruhiger, als ich es von mir, Teenager und beizeiten eben hysterisch, erwartet hätte. Das Personal war sehr freundlich, und auch die Ärzte erklärten mir routiniert den Eingriff, der nur etwa 30 Minuten dauern sollte. Ich war bereit, dem mysteriösen Ziehen nach nur wenigen Monaten auf Nimmerwiedersehen zu sagen.

»Frohe Ostern«, meinte mein Vater und klopfte mir zuversichtlich auf die Schulter.

Die Operation verlief wie erwartet komplikationslos und schon am nächsten Tag saß ich aufrecht im Krankenbett und schlürfte klare Brühe, ein auf dem Land sehr verbreitetes Ostersonntagsgericht.

Meine Eltern besuchten mich rechtzeitig zur ersten postoperativen Ärztevisite, denn sechs Ohren hören bekanntlich besser als zwei. Vor allem besser als zwei 16 Jahre alte Ohren.

»Alles verlief nach Plan, der Blinddarm ist raus, die Naht scheint gut abzuheilen«, verkündete mein Arzt, ein kompetent wirkender Mann mittleren Alters, der, wie er mir am Tag zuvor noch anvertraut hatte, in seinem Leben bereits Hunderte von entzündeten Blinddärmen entfernt hatte. Ich war mir sicher, meiner war also nichts Besonderes.

»Dein Blinddarm war etwas Besonderes«, fuhr er fort.

Meine Eltern und ich schauten auf. Bedeutete das, er war besonders entzündet? Ein richtig ekliger, sich kurz vorm Platzen befindender Blinddarm, der alle anderen Blinddärme in den Schatten stellte? Cool.

»Dein Blinddarm war ziemlich gesund und kaum entzündet«, setzte mein Arzt nach, »Wir sind uns aber trotzdem sicher, dass es die richtige Wahl war, ihn rauszunehmen. Alles deutete auf eine Entzündung des Blinddarms hin.«

Ach so.

Mein Vater nickte, auch meine Mutter schien überzeugt, und so bewegte auch ich meinen Kopf auf und ab und dankte dem Ärzteteam.

»Ach ja«, merkte mein Arzt zwischen Tür und Angel noch an: »Ist das Ziehen jetzt weg?«

Eine einfache Frage mit einer durchaus schwierigen Antwort ob des frisch aufgeschnittenen Bauches. Kam der Schmerz, den ich in diesem Moment empfand, davon oder war das ominöse Ziehen doch noch nicht verschwunden?

»Ich denke schon, also glaube ich zumindest.«

Er nickte zufrieden und verschwand mit einem Lächeln durch die Tür.

Im Anschluss an das Ostergemetzel war ich, wie für eine junge, anderweitig durchaus gesunde Erwachsene üblich, wieder relativ schnell auf den Beinen. Eine Woche und gefühlte 2000 Uno-Duelle mit meiner Mutter später drückte ich bereits wieder die Schulbank. Vier Wochen nach der OP startete ich mit einem leichten Lauftraining. Das Ziehen war verschwunden und vergessen, ich schien wieder ganz die Alte zu sein und war überzeugt, vor der Entbindung meines hypothetischen ersten Kindes kein Krankenhaus mehr als Patientin von innen zu sehen.

Als waschechtes Landei und Dorfkind war ich schon von jung auf absolut naturbegeistert. Um es in den Worten meiner Mutter zu sagen: »Mehr draußen als drinnen und immer ein offenes Knie«.

Noch während desselben Schuljahres bot sich mir die Möglichkeit, an einer sogenannten Wanderwoche im nahe gelegenen Südtirol teilzunehmen. Nach sorgfältigen Gesundheitschecks gaben auch meine Eltern und Ärzte grünes Licht, und schon wenige Wochen später befand ich mich zusammen mit circa 30 Klassenkameraden im Bus auf dem Weg nach Italien.

»Ein Automobile, zwei Automobile ...«, dröhnte es vom hinteren Ende des Busses zur Melodie von *La donna è mobile*. Das Schuljahr war zu Ende, die Stimmung war ausgelassen. Ich war als Kind selten verreist und freute mich unglaublich auf eine Woche Natur und Wandern in den Südtiroler Bergen. Dass meine erste Reise nach Italien mit einem weiteren Besuch in der Notaufnahme enden würde, kam mir eigentlich gar nicht in den Sinn. Mein Blinddarm war entfernt, ich war wieder gesund.

Ich war zu diesem Zeitpunkt, circa zwei Monate nach meiner Operation, nun definitiv im Bereich des Untergewichts angekommen. Mein Appetit hatte sich während der letzten Monate verringert, und auch meine Energie war nicht mehr jugendlich unerschöpflich. Mit im Gepäck hatte ich unzählige Proteinriegel, um während der Wanderungen nicht aus den Latschen zu kippen.

»So ein Proteinriegel, das ist im Grunde ein ganzes Schnitzel von den Kalorien her«, versicherte mir ein guter Freund, durchtrainiert und ungewöhnlich gebräunt für diese Jahreszeit, bevor er mir erwähnte Proteinriegel für alles an Taschengeld, was ich damals besaß, verkaufte.

In Südtirol angekommen, wurde Hannes zu Giovanni und die Stimmung noch ausgelassener. Schon am nächsten Morgen, nach einer ersten Nacht komplett ohne Party und Alkohol (für 16-jährige und pubertierende Teenager ja so üblich), war es Zeit für die erste Wanderung. Auf Empfehlung unseres Betreuers hin kaufte die komplette Schulklasse noch Proviant im örtlichen Tante-Emma-Laden, und mit Proviant meine ich Südtiroler Speck und Cracker.

Mit einem Rucksack voller Speck und den Proteinriegeln als Schnitzelersatz ging es also hinauf auf den ersten Berg. Mit ausreichend Pausen und vielen Aaaahs und Oooohs schafften es schließlich alle 31 Schüler, mich eingeschlossen, auf den ersten Gipfel.

An diesem ersten Abend lag ich zusammen mit meiner Zimmergenossin und guten Freundin Anne noch lange wach. Der Grund waren keine tiefen Gespräche über Jungs, wer von wem »was wollte« oder welche Hose morgen beim Wandern den rundesten Hintern machen würde. Der Grund war ich, oder besser gesagt, was aus mir herauskam.

Blähungen.

Anne stieß einen Schrei aus, der sich schnell in hysterisches Gelächter verwandelte, als ich den holländischen Ofen erneut anfeuerte. Mein Bauch war kugelrund und ich fühlte mich, als würde ich jeden Moment einen Herzinfarkt erleiden. Der Schmerz zog sich von meinem ballonartigen Bauch bis hin zur Brust. Die Fenster waren bereits weit offen, doch ich verwandelte das Zimmer langsam, aber sicher in ein tödliches Gewächshaus.

Ich entschuldigte mich panisch, doch Anne lachte munter weiter. Gott segne dieses unkomplizierte Mädchen. Mit einem tiefroten Kopf fiel ich schließlich mit in das Gelächter ein.

»Hast du heute was Falsches gegessen?«

Ich dachte nach. Ein halbes Kilo Speck, frisches, warmes Brot, Bananen, zwei »Schnitzel«-Proteinriegel, ein BiFi, Tortellini al forno mit extra Käse, drei Kugeln Stracciatella-Eis.

»Wahrscheinlich.«

Der kugelrunde Bauch war am nächsten Morgen verschwunden, und Anne und ich glücklicherweise beide noch am Leben. Darauf bedacht, eine Wiederholung des vergangenen Abends zu vermeiden, achtete ich penibel darauf, was ich über den Tag verteilt zu mir nahm. Keinen Speck mehr, weniger Brot, mehr Trockenobst, Nüsse statt Proteinriegel als Energiequelle, und abends gab es Hühnchen mit Kartoffeln.

Die Blähungen hielten sich an diesem Abend in Grenzen, dennoch war irgendetwas nicht in Ordnung. Fast exakt an der Stelle meiner Operationsnarbe wölbte sich mein Bauch ein ganz kleines bisschen heraus, begleitet von ziehenden und stechenden Schmerzen.

Ziehen. Das Ziehen?

Das Ziehen wurde über die nächsten Tage so schlimm, dass ich es nicht für mich behalten konnte. Ganz im Gegensatz zu meinem fünfjährigen Ich war es mir absolut unangenehm, in irgendeiner Art und Weise im Mittelpunkt zu stehen. Und doch saß ich in der dritten Nacht der so lang herbeigesehnten Wanderwoche auf dem Rücksitz des schicken Porsches des Hotelbesitzers, der mich in Begleitung einer Lehrerin in die Notaufnahme im nahe gelegenen Bozen fuhr. Nicht ich liebe das Drama, das Drama liebt mich. Oder irgendwie so.

Während der Fahrt wurde mir ziemlich übel, was aber rückblickend auch an der Durchschnittsgeschwindigkeit des Fahrers gelegen haben könnte. Es war mir unglaublich peinlich, meine Lehrerin und den südtirolerischen Hotelier (der, wie ich mir sicher war, noch sein Nacht-Shirt anhatte) mitten in der Nacht aus ihren Betten gesprengt zu haben. Ich betete zu Gott, dass man in der Notaufnahme einen handfesten

Grund für meine Schmerzen finden würde. Der Blinddarm konnte es diesmal ja nun wirklich nicht sein.

In der Notaufnahme warteten wir zwei lange Stunden, bis mich schließlich ein Arzt untersuchte. Ich war kein Notfall. Warten war deswegen nicht verwunderlich. Nach einigen Bluttests und Abtasten des Abdomens stieß er einen leichten Seufzer aus.

»Hast du den Südtiroler Speck nicht vertragen?«

Ich schaute ihn verwundert an. Kam das häufiger vor? Ich erinnerte mich an die restlichen Leute in der Notaufnahme. Hatten wir alle eine Südtiroler-Speck-Vergiftung?

»Habe ich nur einmal vor drei Tagen gegessen. Aber der Schmerz fühlt sich anders an als normales Bauchweh. Eben immer so ein Ziehen.«

Er schaute sich zum zehnten Mal meine Blutwerte an.

»Alles noch im Normbereich. Leicht erhöhte Entzündungswerte, aber das finden wir oft bei Wanderern, die sich aufschürfen oder einen eingewachsenen Nagel haben. Hast du irgendeine Schürfwunde oder einen eingewachsenen Nagel?«

Ja zu beidem.

Er schaute in die Runde, als wäre das Rätsel gelöst. Meine Lehrerin machte einen erschöpften Eindruck und schien sich zu fragen, warum zur Hölle sie überhaupt Lehrerin geworden war. So eine Hauruck-Notfall-Aktion nachts um drei wegen eines eingewachsenen Zehennagels? Diese überdramatischen Teenager immer.

Im Versuch, meine Ehre zu retten, setzte ich erneut an.

»Den Schmerz im Bauch kann ich mir dann allerdings nicht erklären. Und sehen Sie diese minimale, leichte Schwellung? Das ist auch genau die Stelle, die mir solche Schmerzen bereitet.«

Der Arzt warf noch mal einen zwei Sekunden langen Blick auf die von mir beschriebene Stelle. Könnte sich um eine Narbenverwachsung handeln, das passiere manchmal nach einer Blinddarmoperation. Mit einer Packung Schmerztabletten und einem feuchten Händedruck verabschiedete er uns nach Hause und nahm sich dem nächsten nächtlichen Notfall an. Aufgeschlagene Stirn nach einem Sturz, der Patient war sturzbetrunken.

Den Rest der Wanderwoche verbrachte ich zwischen »sterbendem Schwan« und extremen Schmerzen. Ein, zwei Wanderungen ließ ich ausfallen, doch mit den Medikamenten und einem guten Willen konnte ich die Woche zusammen mit meinen Klassenkameraden verbringen.

Zu Hause angekommen, suchte ich zusammen mit meinen Eltern erneut den Chirurgen auf, der nur wenige Monate zuvor meinen Blinddarm entfernt hatte. Nach ausführlichem Überlegen wurde schließlich beschlossen, die Narbe noch einmal zu öffnen und zu korrigieren. Wie der Bereitschaftsarzt in Italien schon mutmaßte, schienen Verwachsungen tatsächlich die logischste Erklärung für meine Beschwerden zu sein.

Es folgte ein langer Sommer, der mich Freundschaften kostete und mich mehr als einmal an meinem Verstand zweifeln ließ. Ich war doch gesund. Es hatten mich die verschiedensten Ärzte untersucht. Der Blinddarm war raus. Die Verwachsungen waren gelöst. Es war doch eigentlich unmöglich, dass ich noch immer dieses mysteriöse Ziehen verspürte. Mal stärker, mal schwächer. Ich hatte nur eine Erklärung: Ich musste verrückt sein.

Ich sah meinem Internisten seine Verzweiflung an, als ich mittlerweile beinahe wöchentlich mit den ominösen Beschwerden in seine Praxis kam. Vielleicht mehr aus Verzweiflung als aus Notwendigkeit vereinbarte er schließlich eine laparoskopische Bauchspiegelung im örtlichen Krankenhaus. Laparoskopisch bedeutet: Der Eingriff ist minimal-invasiv. Anstatt die Bauchdecke aufzuschneiden, werden über zwei oder drei kleine Löcher die Instrumente, in diesem Fall eine Kamera und das navigierende Werkzeug des Chirurgen, in den Bauchraum eingeführt. Doch auch diese Untersuchung ergab, dass alles eigentlich ganz normal aussah. Keine extremen Verwachsungen, die meine Darmschlingen verkleben und das Ziehen auslösen könnten. Keine anderen kaputten Organe, zumindest nicht vom Bauchraum aus gesehen. Rückblickend hätte es alles wohl so einfach sein können. Eine Darmspiegelung hätte das Rätsel vermutlich gelöst.

»Machen wir eben bei jüngeren Leuten grundsätzlich eher nicht, außer es besteht ein akuter Verdacht auf eine schlimme Erkrankung des Darms«, war die Antwort des Arztes, als ich ihn viele Jahre nach meiner Diagnose fragte, warum man nicht gleich diesen Weg eingeschlagen hatte. Ich fragte mich auch, wie viel akuter ein Verdacht auf eine Darmerkrankung denn noch hätte sein können. Doch die größtenteils beschwerdefreien Jahre, die auf das turbulente 16. Lebensjahr folgten, sprachen ja irgendwie dafür, dass alles wieder normal sei. Dass es sich hierbei allerdings lediglich um eine schubfreie Phase, auch Remission genannt, handelte, sollte mir erst vier Jahre später klar werden.

Klo-Katastrophen-Szenario

Der menschliche Darm ist ein Arbeitstier. Er verdaut das, was wir tagtäglich so zu uns nehmen, versorgt unseren Körper mit Nährstoffen und lässt es uns wissen, wenn das Endprodukt zur Auslieferung bereitsteht. Einfach fantastisch. Bis er eines Tages zu viel arbeitet und sich aus Versehen selbst angreift.

Mark lebte zu Beginn seines Studiums in einem winzigen, und mit winzigem meine ich wirklich winzigem, Apartment in Uni-Nähe. Es verfügte über einen kleinen, vollgequetschten Raum und ein angrenzendes Badezimmer ohne Fenster. Eine provisorisch zusammengebastelte Schlafcouch und ein klobiger Schreibtisch nahmen den Großteils des Raums ein. In der Ecke befand sich eine kleine Kochnische mit einem überdurchschnittlich laut brummenden Kühlschrank, an den restlichen Wänden ragten zahlreiche Regale mit Hunderten von Büchern in die Höhe. Eine typische Studentenbude, aber wir waren überglücklich. Die direkte Nähe zur Uni bedeutete: jeden Morgen ein paar Minuten mehr Schlaf.

Wie auch unser Studium befand sich unsere Beziehung zu diesem Zeitpunkt noch in den Startlöchern. Zwar nicht zu frisch, um nicht in der Wohnung des anderen aufs Klo zu gehen, aber doch noch zu frisch, um das komplett ohne ein bisschen Schamgefühl zu tun. Also hatten wir eine Abmachung getroffen, die für uns beide lange Zeit super funktionierte: Wenn der eine auf dem Keramikthron hockt, hört der andere eben über Kopfhörer Heavy Metal, um so die möglichen Geräusche im Nebenzimmer auszugleichen. Einfach genial.

An jenem besonderen Morgen funktionierte unsere Abmachung wie gewohnt, und kurze Zeit später trat ich in bester Laune einen kurzen Fußmarsch zur Vorlesung an der Uni an. Beim Bäcker an der Eckte holte ich mir die tagtägliche Brezel mit viel Salz, mein damalige »sichere Wahl«, was das Essen außerhalb der eigenen vier Wände betraf. Doch sobald ich das historische Gebäude betreten hatte, sank das, was sich anscheinend noch an Resten in meinem Darm befand, schlagartig und ohne Vorwarnung ein Stockwerk tiefer. Ins Erdgeschoss sozusagen.

Sofort alarmiert, dachte ich nicht lange nach und stürmte instinktiv, an den verwunderten Blicken des Hausmeisters vorbei, zur nächsten Damentoilette. Glücklicherweise war ich übermäßig pünktlich an diesem Morgen und somit schon vor Beginn der belebten Pause zwischen den Vorlesungen an der Uni. Die meisten Studenten befanden sich also noch in den Hörsälen und das Gebäude war größtenteils leer.

In neuer Rekordzeit erreichte ich die Gott sei Dank menschenleere Toilette, stieß mit meiner nicht vorhandenen Armmuskulatur mühsam die schwere Tür auf und, ohne groß nachzudenken, sprintete in die erste Kabine. Wäre mir eine Kommilitonin im Weg gewesen, hätte sie es vermutlich nicht überlebt.

Was dann geschah, verfolgt mich noch heute in meinen schlimmsten Träumen.

Trotz meiner ehrenhaften Bemühungen, es ohne einen Unfall zur Toilette zu schaffen, ging der Versuch wortwörtlich in die Hose.

Noch während ich mich in die Kabine hechtete, zog ich meinen Rock über die Hüften und versuchte, meine Unterhose nach unten zu schieben. Im Nachhinein hätte ich mich wohl für eine Variante entscheiden müssen: entweder erst versuchen, das Klo zu erreichen, oder die Unterhose einfach gleich anzubehalten. Denn das Resultat war, im wahrsten Sinne des Wortes, absolute Scheiße. Ich hatte nicht nur die Schüssel nicht rechtzeitig erreicht, nein, mein Darminhalt entleerte sich, ohne dass ich wirklich irgendetwas dagegen machen konnte, über meine Unterhose und den Boden der Toilette. Wenn's einmal losgeht, kann man bekanntlich nicht mehr viel machen. Instinktiv rettete ich mich auf den Sitz und knallte die Tür hinter mir zu, um ein noch größeres Fiasko zu vermeiden.

Ich stieß einen langen Seufzer aus, der irgendwo zwischen Verzweiflung und absoluter Ungläubigkeit anzusiedeln war. Hatte ich mich soeben wirklich eingeschissen? Wenn sich der Boden in diesem Moment geöffnet und ein Loch preisgegeben hätte, wäre ich wirklich vor Scham darin verschwunden. Ich, weiblich, 20, saß mit vollgeschissenen Klamotten auf der Universitätstoilette.

Jeder Körper ist anders und jeder muss mal ganz dringend aufs Klo, sicher. Aber mir war klar: Das, was da eben passiert war, war nicht normal.

Erst mal durchatmen.

Vorsichtig manövrierte ich meine Beine durch die versaute Unterhose und wickelte diese in Toilettenpapier ein. Mehrfach. Möglichst geruchshemmend. Anschließend landete das braune Päckchen im Mülleimer. Nicht vorbildlich, aber Mülltrennung stand in dieser Notsituation ausnahmsweise nicht auf dem Plan. Ich säuberte meine Beine, so gut es ging, und zog aus meiner Übernachtungstasche eine benutzte Unterhose vom Vortag heraus.

Besser als nichts, dachte ich und schlüpfte hinein. Glück im Unglück sozusagen.

So gut es ging, reinigte ich den vollgesauten Boden vor der Kabine mit Toilettenpapier und schickte gleichzeitig mehrere Stoßgebete zum Himmel, noch vor der 15-minütigen Vorlesungspause aus der Toilette verschwinden zu können. Noch einmal kräftig Deo in die Runde sprühend, war meine Reinigungsaktion schließlich beendet.

Meine Gebete wurden erhöht, und ich begegnete lediglich zwei schnatternden Erstsemestlern, die meine Anwesenheit gar nicht weiter registrierten.

Ich wusch mir nonchalant die Hände am Waschbecken und kämmte mir schnell durch die Haare. So, als wäre alles ganz normal. Als wäre ich ganz normal. Als wäre mein Darm ganz normal.

Rückblickend gesehen wäre es kein Problem gewesen, die Vorlesung im Anschluss an die Klo-Episode zu besuchen, denn das sollte es darmentleerungstechnisch gewesen sein an diesem Tag. Doch meine Angst vor einem weiteren Zwischenfall war so unglaublich groß. Vor meinem geistigen Auge sah ich mich in einem riesigen Hörsaal umgeben von Hunderten Kommilitonen mit erneut vollgeschissenen Klamotten. Meine Fantasie machte Überstunden, und ich nahm, kurz entschlossen und ohne weiter zu überlegen, die nächste U-Bahn nach Hause.

Ich erzählte lange Zeit niemandem von diesem Zwischenfall, nicht einmal meinen Eltern oder meiner Schwester, der ich in der Regel alles anvertraue. Auch nach meiner Diagnose nur wenige Wochen später brachte ich jenen Morgen nie zur Sprache.

Wer gibt schon gerne zu, sich als junge Erwachsene in einer öffentlichen Toilette komplett in die Hosen geschissen zu haben? War das wirklich passiert?

Es war der absolute Verlust der Kontrolle über meinen Körper, über eine ganz natürliche Funktion meines Körpers, der mir Angst machte. Wer garantiert mir, dass es so einen Zwischenfall nicht noch einmal geben wird? Wie stehen die Chancen, dann wieder unbeobachtet davonzukommen? Was, wenn ich das nächste Mal nicht zufällig eine zweite, zwar benutzte, aber dennoch lebensrettende Unterhose mit im Gepäck habe?

Nicht ahnend, dass dies nicht der letzte Vorfall dieser Art sein sollte, stempelte ich ihn ab als definitiv peinlichsten Moment meines bisherigen Lebens. Schickte ihn in die hinterste Ecke meines Gedächtnisses, scheinbar abgeschieden und verbannt bis in alle Ewigkeit.

Als ich nach Hause lief, vorbei an den vielen Leuten im Café neben meiner Wohnung, die ihren Latte macchiato schlürften und sicherlich noch die erste Unterhose des Tages trugen, dachte ich an die Worte einer Kommilitonin, die sich schon seit Längerem unaufhaltsam in mein Bewusstsein zu drängen versuchten.

»Der Großteil seines Darms ist jetzt raus, darum geht es ihm eigentlich besser. Er ist allerdings meistens so müde, dass er oft nur noch im Rollstuhl sitzt. Die Gelenke machen bei ihm eben auch nicht mehr so mit. Er trug die Krankheit wohl schon viele Jahre vorher mit sich rum. Als er eines Tages an einer roten Ampel aus dem Auto sprang, um zur Toilette in der Tankstelle an der Ecke zu sprinten, wussten wir eigentlich, dass da etwas nicht stimmen kann.«

Ich beschleunigte meine Schritte und knöpfte hektisch meine Jacke auf. Ich bekam kaum mehr Luft.

»Zum Chinesen?«

Ich überlegte.

»Hab ich gerade nicht so Lust drauf.«

»Dann vielleicht Italienisch?«

»Nein, hatte ich eigentlich erst vorgestern.« Zumindest, wenn man Ravioli aus der Dose als »italienisch« bezeichnen konnte.

Das Augenrollen meines Freundes war nicht zu übersehen. Frauen und die Frage aller Fragen: Wo wollen wir essen? Ein Drama! Einmal pro Woche gönnten wir uns als Studenten statt Fertignudeln ein echtes, warmes, mehr oder weniger gutes Essen.

»Okay, wie wär's mit Mexikanisch? Da gibt's doch auch alles zum halben Preis heute, weil Montag ist.«

Deal. Der sparsame Student in uns freute sich, und Mark und ich machten uns auf den Weg zum Mexikaner, der montags von angehenden Akademikern nur so wimmelte.

Ganz im Gegensatz zu früher verschlang ich mittlerweile wieder alles, was halbwegs frisch war und dem Geldbeutel guttat. Wie viele meiner Freunde hatte auch ich während des ersten Semesters stolze vier Kilogramm zugenommen, was nun einfach mal passiert, wenn man beim Lernen nebenbei Backerbsen aus der Tüte isst.

An jenem erinnerungswürdigen Abend entschied ich mich für eine eigentlich nicht sehr mexikanische Kost: Chicken-Fingers mit Sour-Cream-Dip. Und einen 0,5-Liter-Sahnecocktail zur Happy Hour. Man gönnt sich ja sonst nichts.

»Wollen wir heute bei dir bleiben?«, fragte Mark. »Oder hast du morgen schon um acht Vorlesung?«

Hatte ich nicht. Wir bezahlten und befanden uns wenig später mit der U-Bahn auf dem Weg zu meiner kleinen, aber feinen Bude im nördlichen Teil der Stadt, etwa eine zehnminütige U-Bahnfahrt vom Mexikaner entfernt.

»Wie sieht's toilettenmäßig bei dir eigentlich aus?« Mark legte einen Arm um mich. »Passt wieder alles? Keine weiteren Zwischenfälle?«

Ich sah ihn entgeistert an. Der Vorfall auf der Uni-Toilette lag nun zwei Tage zurück. Ich errötete noch immer beim Gedanken daran und hatte wirklich keiner einzigen Menschenseele davon erzählt, hatte alle Spuren penibel beseitigt. Und damit meine ich: die Scheiße vom Boden geschrubbt. Mark konnte unmöglich davon erfahren haben.

Er sah mich erwartungsvoll an. »Die kaputte Spülung bei dir in der Wohnung?«

Ich atmete erleichtert auf. »Ach so, ja, passt wieder alles.«

Ich hatte mich noch am gleichen Tag des Uni-Klo-Desasters mit einer kaputten Klospülung bei mir in der Wohnung auseinandersetzen müssen, passend zum Thema.

Ich blickte nachdenklich in Marks Richtung. Sicherlich konnte ich ihm davon erzählen. Wir waren zu diesem Zeitpunkt seit gut einem Jahr ein Paar und vertrauten uns eigentlich alles an. Dennoch hielt mich irgendetwas vehement zurück. Es war sicherlich die Scham über das zu reden, was auch nur annähernd mit Darm und Kacke und allem, was dazugehört, zu reden. Das ist so unromantisch, so unsexy. Frauen gehen ja nicht aufs Klo, Frauen haben doch nicht mal ein Verdauungssystem, wenn es nach dem Großteil der Gesellschaft geht.

Ich beschloss, vorerst nichts zu sagen. Vielleicht machte ich hier ja auch aus einer Mücke einen Elefanten. Als ich zwei Tage zuvor in absoluter Panik nach Hause gekommen war, hatte ich sofort diverse gastroenterologische Praxen in der näheren Umgebung gegoogelt und mich nach einer langen innerlichen Debatte schließlich dazu entschieden, bei einer anzurufen.

»Wir haben einen Termin in circa drei Monaten für Sie. Wäre der 9. September in Ordnung?«

Drei Monate? Drei Monate, in denen sich der Uni-Klo-Vorfall wiederholen könnte.

»Ging es eventuell auch früher? Es wäre wirklich dringend.«

»Wir sind leider komplett voll die nächsten Monate, aber versuchen Sie es gerne bei einer anderen Praxis.«

Die wirklich, also ohne Ironie, freundliche Dame am anderen Ende der Leitung erklärte mir noch, dass es sich bei so einem Zwischenfall wahrscheinlich auch nicht um etwas Gefährliches handeln würde. Das käme schon mal vor. Und sollte sich mein Zustand in welcher Art und Weise auch rapide verändern, einfach gleich in die Notaufnahme gehen, gab sie mir noch mit auf den Weg.

Wie damals bei meinem vermeintlich entzündeten Blinddarm oder in Südtirol?

Notaufnahmen, Ärzte und dennoch keine Antwort auf die Frage, was mit mir los war? Ging es mir wirklich so schlecht? Zweifel packten mich und ich hatte Angst, langsam, aber sicher doch noch den Verstand zu verlieren.

Mark riss mich aus meinen wirren Gedanken, als er mir eine Hand entgegenstreckte, um mir aus der U-Bahn zu helfen. Auf dem restlichen Nachhauseweg war ich ungewöhnlich still. Ich war genervt von mir selber und irgendwie auch sauer auf Mark, weil er absolut keine Ahnung hatte, was in mir vor sich ging. Ich wusste, mein Verhalten war nicht fair, aber rational denken war in diesem Moment eben nicht angesagt.

Zu Hause angekommen, ging ich relativ zügig ins Bad, um mir die Zähne zu putzen, und dann auch gleich ins Bett. Mark erschien mit einem Glas Wasser im Türrahmen und wirkte leicht gekränkt ob meiner so plötzlich abweisenden Art. Ich zuckte mit den Schultern.

»Irgendwie fühle ich mich einfach nicht so wohl, vielleicht habe ich das Essen nicht so gut vertragen.«

Es war nicht mal eine Lüge. Irgendwie fühlte ich mich wirklich nicht so gut.

Könnten natürlich auch die zwei 0,5-Liter-Sahnecocktail gewesen sein, Sherlock.

Der Mond stand in dieser Nacht sehr tief, und das Zimmer war hell erleuchtet. Ich hatte Probleme einzuschlafen und drehte mich von einer Seite zur anderen. Mark stöhnte leicht genervt auf.

»Passt alles?«

Ich bejahte ebenso genervt und musste dann irgendwann doch eingeschlafen sein, denn als ich das nächste Mal auf die Uhr schaute, war es bereits kurz vor halb fünf.

Irgendetwas stimmte nicht. In meinem Mund sammelte sich ungewöhnlich viel Speichel und mein Gaumen pochte. Diese unverkennbare Ankündigung, was gleich passieren würde. Mir war sofort klar, worauf das hinauslaufen würde. Ich sprang auf, um zur Toilette zu sprinten, bevor ein ganzer Vulkan aus mir herausbrechen würde.

In maximaler Lautstärke erbrach ich alles, was ich am Abend zuvor zu mir genommen hatte, in die Toilette. Ich griff, halb blind vom hellen Licht im Badezimmer, nach einem Haargummi und band mir provisorisch meinen Schopf zusammen. Gefühlte zehn Minuten hing ich quer über der Schüssel und ich war mir sicher, nicht nur Mark, sondern auch die Nachbarn geweckt zu haben.

Ich zitterte am ganzen Körper und atmete tief durch.

Diese Scheiß-Piña-Coladas.

Allerdings hatte ich nur wenige Sekunden Zeit, um mich zu erholen, bis ich vom anderen Ende her zu explodieren begann.

Ein brennender Schmerz durchfuhr meinen Unterleib.

Es war diese Art von Schmerz, die einem völlig den Boden unter den Füßen wegreißt. Ich hatte das Gefühl, mich erneut übergeben zu müssen, und in blinder Panik sprang ich auf, pudelnackt. Ich musste einen absolut bizarren Anblick abgeben.

Ein zögerndes Klopfen an der Tür. »Alles in Ordnung?«, drang Marks verschlafene Stimme durch das Holz.

Ich gab ein unverständliches Krächzen von mir.

»Geht schon.«

Der Schmerz intensivierte sich und wanderte gen Süden, Richtung Ausgang. Ich versuchte, mich zusammenzureißen, doch mir stiegen unaufhaltsam die Tränen in die Augen, während ich mich auf den Badfliesen wie ein Fötus zusammenkrümmte. Ich war mir in diesem Moment sicher, dass ich den Rest meines Lebens abgeschieden von jeglichen sozialen Kontakten alleine in diesem Badezimmer verbringen würde.

Leise öffnete sich die Tür. Mark stand da, in seinen Boxershorts, mit einem absolut ungläubigen Blick auf seinem Gesicht. Diese merkwürdige Mischung aus Horror und Belustigung in einer wirklich völlig absurden Situation. Ich fühlte mich wie bei einem Unfall. Er konnte nicht hinsehen, aber auch nicht wegschauen. Normalerweise hätte ich an dieser Stelle einen Witz von ihm erwartet. Einen lustigen Einzeiler, um die Situation aufzulockern. Aber es kam kein Witz.

Stattdessen machte er die zwei kurzen Schritte auf mich zu und half mir kommentarlos zurück in meine Unterwäsche und in eine aufrechte Position. Traumprinz der etwas anderen Art.

Die Tränen flossen weiter, zum Teil aus Zorn und Schmerz, zum Teil aus Scham. Ich wollte mir lieber nicht vorstellen, welches Bild ich vor Mark abgegeben haben musste.

Als er die Überbleibsel meiner vulkanartigen Explosion herunterspülen wollte, stutzte er. An seinem Blick erkannte ich, dass etwas nicht in Ordnung war. Ich wagte einen Blick in Richtung Klo, dann auf den Boden.

Blut. Auf dem Boden, in meiner Unterhose, in der Toilette. Dunkelrotes, fieses, gefährlich aussehendes Blut im Stuhl.

Okay, das war es also. Ich war mir sicher, ich würde sterben.

Mark musste mich irgendwie zurück ins Bett gebracht und meine Eltern verständigt haben. Am nächsten Morgen holte mich jedenfalls mein Vater ab und brachte mich in eine Gastro-Praxis, in der ich auch ohne langes Warten einen Termin erhielt.

Einen – endlich – äußerst besorgten Arzt, eine Darmspiegelung und zwei Wochen später erhielt ich schließlich die Diagnose Morbus Crohn, mit der ich absolut nichts anzufangen wusste. Noch nie davon gehört. Ich kannte niemanden, der diese Krankheit hatte. Mein Arzt versicherte mir aber, ich wäre nicht allein. In Deutschland leiden mehrere Hunderttausend Menschen an dieser Krankheit. Ob sich diese Leute auch alle irgendwann mal in die Hose gemacht hatten? Vielleicht gab es ja einen Klub, dem ich beitreten konnte. Hoßenscheißer e. V. oder so.

Komischerweise war ich nicht am Boden zerstört. Es war selbstverständlich schrecklich, solch eine Diagnose zu bekommen. Eine lebenslange chronische Krankheit, unvorstellbar. Lebenslang. Ich war doch noch so jung und die Menschen werden jetzt sowieso immer älter. Lebenslang klang also nach ziemlich lang.

Und dennoch. Endlich hatte jemand das Ganze beim Namen nennen können. Ich war nicht verrückt. Es ging mir wirklich so schlecht. Ich war erleichtert. Eine Diagnose ist beängstigend, aber es ist noch beängstigender, nicht zu wissen, was mit einem los ist.

Wir leben mittlerweile in einem Zeitalter, in dem uns das Internet eine Vielfalt an Diagnose-Tools bietet, doch nichts ersetzt einen Besuch beim Arzt. Gewissheit ist besser als Ungewissheit, selbst oder gerade bei Krankheiten.

DAS BISSCHEN BAUCHWEH

Wenn ich jemandem erzähle, dass ich an einer Darmerkrankung leide, kommt nach kurzem Grübeln oft folgende Frage:

»Ah. Wie wirkt sich das aus? Du musst dann quasi total oft aufs Klo gehen, oder?«

Das ist nicht direkt falsch. Ich muss oft aufs Klo gehen, sogar überdurchschnittlich oft, würde ich meinen.

Zu Schubzeiten auch gerne bis zu 25 Mal am Tag – kein Witz –, und als schönen Bonus gibt es manchmal sogar Schleim und Blut dazu. Über die Jahre habe ich mir durch diverse Lektüren, Ärzte und mehr oder weniger vertrauenswürdige Internetquellen mein ganz eigenes Wissen zusammengestellt, worum es sich bei einer chronisch entzündlichen Darmerkrankung wie Morbus Crohn denn handelt. Hauptsächlich, um auf Fragen wie »Ist das diese eine Klo-Krankheit da?« auch gerne mal einen zehnminütigen, äußerst informativen Kurzvortrag parat zu haben.

Als bei mir Morbus Crohn diagnostiziert wurde, wunderte ich mich zunächst, warum der Name irgendwie keinen Sinn ergab. Wieso »Crohn« und nicht »chron«, also von chronisch abgeleitet, wenn es sich doch um eine angeblich chronische Erkrankung – *Morbus* ist das lateinische Wort für Krankheit – handelt?

Nur ein paar Klicks später war ich um eine Information schlauer. Der Name der Erkrankung ist darauf zurückzuführen, dass ein Mensch namens Burrill Bernard Crohn und seine Kollegen – alles total schlaue Amerikaner – das Krankheitsbild 1932 erstmals beschrieben. Nur wenige Tage nach meiner Stoma-Operation im Jahr 2017 schickte mir ein guter Freund zudem einen Artikel. Darin stand, dass vor mir schon viele berühmte Personen wie die US-Präsidenten Dwight Eisenhower und John F. Kennedy eine chronisch entzündliche Darmerkrankung hatten. Papst Johannes Paul II. und der Franzosenkaiser Napoleon Bonaparte haben sogar ein Stoma getragen. Ich habe also berühmte Leidensgenossen, und auch früher litten schon Leute daran, aber das macht diese Scheißkrankheit auch nicht besser.

Morbus Crohn ist, wie seine Geschwisterkrankheit, die Colitis ulcerosa, eine chronisch entzündliche Darmerkrankung, kurz CED. Crohn tritt in der Regel hauptsächlich im Dünndarm auf, ganz im Gegensatz zur Colitis, welche sich in den meisten Fällen nur auf den Dickdarm beschränkt. Rein theoretisch könnte Morbus Crohn jedoch im gesamten Verdauungstrakt auftreten, also von der Mundhöhle bis zum After. Morbus Crohn zeichnet sich darüber hinaus dadurch aus, dass in den meisten Fällen ein segmentaler Krankheitsbefall vorliegt. Das heißt, mehrere erkrankte Darmabschnitte können durch gesunde getrennt sein. Beide Erkrankungen werden in der Wissenschaft und auch im Volksmund oft zu den Autoimmunerkrankungen gezählt, weil vermutet wird, dass eine Art Fehlsteuerung des Immunsystems zum Angriff auf das körpereigene Gewebe, in diesem Fall die Darmschleimhaut, führen könnte. Darüber streitet sich allerdings die Forschung mittlerweile. Viele Experten betrachten die klassische Interpretation als Autoimmunerkrankung als veraltet. Stattdessen geht man heute oft von einer komplexen Barriere-Erkrankung des Darms selbst aus. Die Schleimhautbarriere unseres Darms besteht aus zwei Schichten, dem Epithel und dem aufgelagerten antibakteriellen Mukus. Bei Morbus Crohn glaubt man, dass vor allem die sogenannte Paneth-Zelle und eine fehlerhafte Defensinbildung von Bedeutung sind. Demnach liegt eine Störung beim Erkennen von Bakterien vor, das beeinflusst die antimikrobielle Abwehr und verändert das sogenannte Mikrobiom, also die Gesamtheit der Mikroorganismen im Darm. Bakterien, die eindringen, verursachen dann eine Entzündungsreaktion, bei der auch unterschiedliche Zellen der angeborenen und adaptiven Immunität noch mitmischen. Vereinfacht gesagt kippt somit bei Menschen mit Morbus Crohn und Colitis ulcerosa das Gleichgewicht zwischen schützenden und schädlichen Darmbakterien. Es entsteht eine Dysbiose, ein Ungleichgewicht, bei der vermehrt aggressive Keime in der Darmschleimhaut vorkommen. Die intestinale, also darminnere, Barriere bricht zusammen. Das angeborene Immunsystem reagiert aufgrund womöglich genetischer Defekte nicht so, wie es sollte, und Infektionen und Entzündungen können das Gleichgewicht des Darms kippen. Was allerdings wiederum für die Klassifikation als Autoimmunerkrankung spricht, ist die generell erfolgreiche Anwendung von immunsuppressiven, also das Immunsystem beeinflussenden, Medikamenten wie Kortison, Azathioprin oder TNF-Alpha-Blocker. Auch lassen sich für Morbus Crohn und Colitis ulcerosa keine spezifischen Erreger nachweisen, was relativ typisch für Erkrankungen des Immunsystems ist. Während sich die Forschung über eine genaue Klassifizierung also immer noch nicht ganz so einig ist, behandelt man Morbus Crohn und Colitis ulcerosa in jedem Fall nicht kausal, sondern symptomatisch. Das heißt, man bekämpft nicht die Ursache – die man ja nicht kennt –, sondern die Symptome, die die Krankheiten nach außen hin zeigen. Als meine ersten Symptome auftraten, war ich eine junge Frau, was zunächst tragisch klingen mag, aber eigentlich wirklich nicht die Ausnahme ist. Am häufigsten erkranken junge Erwachsene zwischen 15 und 35 Jahren an einer chronisch entzündlichen Darmerkrankung oder eine Generation später Menschen ab 60 aufwärts. Männer und Frauen sind gleich häufig betroffen. In den Industriestaaten des Westens liegt die Anzahl von Neuerkrankungen bei Morbus Crohn pro Jahr bei circa 7 bis 8 auf 100 000 Einwohner, bereits erkrankt sind in etwa 150 von 100 000. Für Deutschland wären das dann etwa 123 000 Betroffene. Allerdings geht man mittlerweile, zusammen mit Colitis ulcerosa, von weit mehr als 400 000 Betroffenen aus, die Dunkelziffer an nicht diagnostizierten Fällen nicht mal mit einberechnet. Auch wenn die Entstehung chronisch entzündlicher Darmerkrankungen noch immer ein Rätsel bleibt, bezüglich einiger Risikofaktoren und -umstände ist man sich jedoch weitestgehend einig. So wird vermutet, dass bestimmte Umweltfaktoren eine Rolle spielen könnten: Wohnt man auf dem Land, hat man einer kanadischen Studie zufolge ein leicht geringeres Risiko, an einer CED zu erkranken. Eine oft beobachtete familiäre Häufung der Krankheit lässt zudem auf einen möglichen genetischen Risikofaktor schließen. Auch ungesunde Lebensgewohnheiten wie starkes Rauchen und eine ungünstige Ernährungsweise können sich womöglich negativ auf die Darmgesundheit auswirken, doch dazu später mehr.

Zu guter Letzt: der Kopf. Psychische Schwierigkeiten sind definitiv keine Ursache, aber können als potenzieller Katalysator und Antrieb für Schübe betrachtet werden.

Doch zurück zur Aussage, ich würde oft aufs Klo gehen. Die Hauptbeschwerden, die diese Krankheit mit sich bringt, konzentrieren sich sicherlich auf den Darmbereich: das berühmte Ziehen, Bauchkrämpfe, teils blutige und schleimige Durchfälle. Schmerzen machen sich oft im rechten Unterbauch bemerkbar, meist nach dem Essen oder vor dem Stuhlgang. Auch leichtes Fieber, Gewichtsverlust, Appetitlosigkeit, Abgeschlagenheit – medizinisch *Fatigue* –, Übelkeit und Erbrechen sind keine Seltenheit. Jeder Betroffene empfindet die Symptome anders. Doch wenn es mal rundgeht, dann meistens gleich mehrere Wochen oder gar Monate, liebevoll »Schub« genannt.

Von Analfissuren und Raketen

Es war nicht lange nach meiner Erstdiagnose, als ich feststellen musste, wie viel mehr sich doch noch hinter dieser Darmerkrankung verbarg. Der Sommer meines 20. Lebensjahres ist trotz der vielen Operationen und Behandlungen, die in den Jahren darauf noch folgen sollten, an Schmerz wirklich kaum zu übertreffen. Und das ist die Aussage einer Person, die mehrere Stunden eine beinahe tödliche Peritonitis auszusitzen versuchte, in der Hoffnung, es würde von alleine besser werden. Es ist jedenfalls nach einer Diagnose oft schwierig, gleich eine passende Medikation zu finden, um die Symptome schnell und effektiv unter Kontrolle zu bringen – dazu aber später mehr. In meinem Fall begann man, wie meist üblich, mit einer massiven Kortisontherapie, um die akute Entzündung im Darm möglichst schnell zu eliminieren. Die Durchfälle hielten jedoch trotzdem noch einige Zeit an und ich hatte jedes Mal von Neuem das Gefühl, mein Ende wäre nah. Eines Tages war es mir schließlich beinahe unmöglich, mich aus dem Bett zu bewegen, ohne einen überirdischen Schmerz an einer Stelle zu verspüren, die man lieber ganz im Privaten halten möchte. Beginnt mit »A« und endet mit »fter«. Ich rief in beinahe vorwurfsvollem Ton in der Praxis meines Arztes an und fragte, was das denn solle. War Morbus Crohn nicht eine Darmerkrankung? Darm, quasi im Körper drinnen? Im Bauch? Was hatte bitte mein Hintern mit meinem Darm zu schaffen? Also gut, indirekt hat er sicherlich was damit zu tun, aber trotzdem. Man gab mir einen Termin und sagte mir mehr oder weniger, ich solle mich doch beruhigen. Es sei ganz normal – Analfissuren und Morbus Crohn gingen schließlich sehr oft Hand in Hand.

Ich dachte, es hakt.

Die vergangenen Tage hatte ich damit verbracht, stundenlang auf der Couch zu liegen, ausschließlich in einer einzigen ganz bestimmten Position, die gerade so erträglich war: zusammengekrümmt und unfähig, mich nur einen Zentimeter zu bewegen, ohne immer wieder in Tränen ausbrechen zu müssen. Die Kortisontherapie schlug wohl nur mäßig an, und die Analfissuren – jetzt hatten sie ja einen Namen – verschlimmerten die ohnehin schon schmerzhaften Durchfälle.

Aber was sind Analfissuren überhaupt? Um es vereinfacht zu sagen: Risse an einer Stelle, an der man lieber keinen Riss haben möchte. Oder medizinischer formuliert: ein länglicher Riss in der Schleimhaut des Analkanals. Der besteht aus dem letzten Teil des Enddarms, bevor der After kommt. Ein kleiner Lichtblick in der ganzen Sache: Normalerweise handelt es sich bei Analfissuren erst immer um eine gutartige, also nicht sehr gefährliche Erkrankung. Das Schlechte daran: Es tut im wahrsten Sinne des Wortes scheißweh. Der Riss an sich ist schon eine schmerzhafte Angelegenheit. Nun gibt man aber noch Stuhl dazu, der dank seiner Konsistenz und seines Inhalts das Problem nochmals verschärft. Fertig ist der perfekte Mix, um vor Schmerzen an die Decke zu gehen.

»Das brennt wie Feuer«, hatte eine meiner Bettnachbarinnen während meines ersten Krankenhausaufenthalts immer wieder gekreischt. Ich wusste damals nicht, was sie meinte, und dachte, sie würde wohl ein bisschen übertreiben, für den Effekt und so. Nun wusste ich es. Sie hatte nicht übertrieben. Wenn mein Crohn einen Theme-Song hätte, wäre es sicherlich »Ring of Fire«. Oder vielleicht auch »Bleeding Love«.

Im Wartezimmer meines Arztes sah ich eine Broschüre und warf einen verstohlenen Blick hinein.

»Ihre Schmerzen werden immer unerträglicher? Und doch zögern Sie, einen Arzt aufzusuchen. Ja, Analleiden sind noch immer ein Tabuthema. Doch überwinden Sie Ihre Ängste, denn für Ihren Arzt ist ein Afterriss keine peinliche Angelegenheit. Wir können Ihnen schnell helfen!«

Ein junger Mann in meinem Alter warf mir einen neugierigen Blick zu, und ich errötete ohne Umschweife.

Nicht diese Art von Afterriss, wollte ich ihm beinahe laut zurufen.

Ich hatte bereits versucht, den Riss, oder was ich als Laie und Morbus-Crohn-Neuling dank Dr. Google als Riss vermutete, mit rezeptfreien Salben zu behandeln, jedoch ohne Erfolg.

Aufs Klo zu gehen war wirklich kein Erlebnis der entlastenden Art mehr. Noch Stunden danach hatte ich Schmerzen, bei denen man eigentlich wirklich nur noch in ein Kissen beißen konnte. Alles rund um den Hinterausgang juckte und nässte. Beim Säubern bemerkte ich helles, frisches Blut. Es heißt, man könne ja in jeder Situation irgendetwas Positives sehen. Nicht hier. Null, nada, niente. Ein Besuch beim Arzt war unvermeidbar.

»Keine Sorge, entspannen Sie sich. Ich führe jetzt nur dieses Foltergerät, ich meine diesen Spreizer, in Ihren Analkanal ein.«

Er hatte vermutlich nur »Spreizer« gesagt.

Alles andere als entspannt kniff ich meine Augen zusammen und dachte an etwas Angenehmes. Spanienurlaub, Paella und Meer.

Es half natürlich nichts. Ich war absolut verkrampft. Von außen sind Analfissuren allerdings oft eher schwer zu erkennen und lassen sich eben nur durch ein – beizeiten doch recht unangenehmes – Spreizen der Gesäßhälften diagnostizieren. Ich erinnerte mich an einen Tipp für Analsex, den ich vor einiger Zeit in einer modernen Frauenzeitschrift gelesen hatte. Pressen, das erleichtere das Einführen eines Spreizers oder eines … egal.

»Ja, eindeutig eine Analfissur.«

Ich wusste es.

Der Arzt entfernte das Foltergerät und erklärte mir, dass Analfissuren keine Seltenheit seien, schon gar nicht bei Patienten mit einer chronischen Darmerkrankung. Jeder zehnte Patient in einer proktologischen Praxis käme außerdem mit Problemen in die Sprechstunde, die sich als Afterriss herausstellen würden. Also echt kein Ding. Zu starkes Pressen beim Stuhlgang sei eine häufige Ursache. Oder auch Hämorrhoiden, mit Blut gefüllte vergrößerte Gefäßpolster in der unteren Schleimhaut des Enddarms.

Double Check. Ein akuter Morbus-Crohn-Schub bedeutet: Man geht oft auf die Toilette. Geht man oft zur Toilette, heißt das: Man muss oft pressen, gerade bei Bauchkrämpfen. Wenn man oft pressen muss, hat das zur Folge, dass sich die Haut im After und drum herum verändert. Es entstehen Hämorrhoiden und Analrisse. Und liegt zusätzlich noch eine dauerhaft erhöhte Muskelspannung des Schließmuskels vor – also das automatische Zusammenziehen, wenn man Schmerzen hat –, kann der Riss nicht gut abheilen. Nun sorgen extreme Schmerzen beim Stuhlgang und danach eben dafür, dass der Schließmuskel sich noch mehr verkrampft. Dadurch kann schnell ein apokalyptischer Schmerzkreislauf entstehen, der die Wundheilung verzögert und oft eine chronische Analfissur zur Folge hat. Um das Ganze noch abzurunden: Eine Wunde im Analbereich infiziert sich besonders leicht mit diversen Keimen aus der Darmflora, also dem Stuhl, was zusätzlich ein zeitnahes Abheilen der Fissur behindert.

»Ich verschreibe dir jetzt erst mal Zäpfchen, eine Salbe und einen Analdehner.»

Stopp, Analdehner? Und seit wann waren wir per Du?

»Am besten kriegen wir das alles gleich unter Kontrolle, bevor es in eine dauerhafte Geschichte ausartet.«

In der Apotheke nebenan holte ich mir meinen pinken (warum eigentlich gerade pinken?) Analdehner inklusive Salbe und die Zäpfchen und watschelte unter immer noch starken Schmerzen zurück nach Hause.

Dort angekommen, betrachtete ich meine Ausbeute. Zäpfchen – die später bei Mark und mir unter dem Codenamen

»Raketen« bekannt werden sollten – wirken bei einer Fissur schmerzstillend und abschwellend. Die nitrathaltige Salbe soll während der Heilphase den Schließmuskel entspannen. Okay, scheint doch alles einen Sinn zu ergeben.

Und dann noch der Analdehner.

Der fingerförmige Plastikkegel aus Kunststoff lag vor mir auf dem Couchtisch und sah mich wartend an. Ich wurde zuvor scheinbar genau, aber irgendwie doch auch ein bisschen vage von meinem Arzt angewiesen, ihn mehrmals am Tag anzuwenden, um den Schließmuskel vorsichtig zu dehnen und so die angespannte Muskelsituation zu lockern.

Ich nahm die Packungsbeilage zu Hilfe.

»Nehmen Sie eine entspannte, seitlich-liegende Körperhaltung ein.«

Okay, machbar.

»Streichen Sie ein bisschen Salbe auf. Mit dem modernen und konisch zulaufenden Analdehner von Superanaldehner 2000 lässt sich der After behutsam und schonend dehnen.«

Ich tat, was mir die Anleitung befahl, atmete dann tief durch, führte den Analdehner minimal ein und zog ihn nach zwei langen Sekunden gleich wieder heraus.

»Wenden Sie den Analdehner dreimal täglich für je drei bis vier Minuten an. Schieben Sie ihn vorsichtig vor und zurück. Drehen Sie ihn dabei 15- bis 20-mal.«

Bitte?

»Schieben Sie den Analdehner mit jeder Anwendung immer weiter in den Analkanal.«

Es war, als würde ich einen Ziegelstein durch eine Mauer drücken wollen. Ich gab schließlich auf, und Zornestränen stiegen mir in die Augen, als Mark nach Hause kam und mich zum zweiten Mal in wenigen Wochen in einer doch sehr fragwürdigen Position vorfand.

Mir war natürlich klar, dass die Therapie mit dem Dehner wohl notwendig sein würde, um mein Analproblem in den Griff zu bekommen. Fast wie ein strenges Work-out-Regime verordnete ich mir also ein striktes Analdehner-Regime, welches im Vergleich zu den Schmerzen, verursacht durch die Fissur, dann doch erträglich und machbar schien. Jeden Morgen, Mittag und Abend stellte ich mir akribisch meinen Wecker und hatte nach einer langen Woche dann endlich das Gefühl, einen Schritt in Richtung Genesung zu machen.

Zwei Wochen später, nachdem ich wieder einigermaßen gesellschaftsfähig war und ohne schmerzverzerrtes Gesicht auf einem Holzstuhl sitzen konnte, verabredete ich mich mit einer Kommilitonin auf einen Kaffee, um ein gemeinsames Referat vorzubereiten. Ich kannte sie nicht sehr gut, aber die Stimmung war entspannt und wir kamen gut mit unserer Arbeit voran.

Der Kaffee zeigte schließlich seine zu erwartende Wirkung und ich verabschiedete mich dezent aufs stille Örtchen. Ich konnte nur wenige Minuten auf dem Klo gewesen sein, als ich zurückkam, hatte meine Kommilitonin jedoch einen leicht verlegenen Blick im Gesicht.

Auf dem Tisch vibrierte noch immer mein Handy und der Erinnerungstext zur Weckzeit um 12:15 Uhr flimmerte aufdringlich und penetrant übers Display:

ANALDEHNER.

»Uwe-was?«

Es musste im Herbst des gleichen Jahres gewesen sein, als eine Freundin, Sarah, die ich noch aus Schulzeiten kannte, an meiner Tür klopfte.

»Hey, heute P1, Sportlerparty?« Sarah, ein paar Monate jünger als ich, studierte Sport und war aus irgendeinem Grund wirklich bei jeder Party auf der Gästeliste.

Ich zögerte. Eigentlich stand ja nächste Woche eine Präsentation in der Uni an und die zweite Socke meines neuen Paars für den Winter hatte ich auch noch nicht ganz fertig gestrickt. Und an manchen Freitagen will man eben auch einfach nur zu Hause bleiben und furzen.

»Komm schon, so jung wie heute sind wir nie wieder.« Da hatte sie ja irgendwie recht. Ich schmiss mich in ein rückblickend gesehen viel zu kurzes Kleid und befand mich nach einer Runde »Vorglühen« in der U-Bahn auf dem Weg zu Münchens wohl berühmtesten Klub, der ab und an seine Pforten für uns »Möchtegern-Socialites«, besser bekannt als Studenten, öffnete.

Wie so oft verlief der Abend dann doch etwas turbulenter als eigentlich geplant und ich endetet statt in meiner Wohnung schließlich in Sarahs Bude einige Straßen weiter. Aber immerhin schafften wir es – beide nicht gerade standfest, was Alkohol betraf – unversehrt nach Hause.

Der nächste Morgen nach gemeinsam durchzechten Nächten bestand in der Regel aus Erzählungen lustiger Geschichten des Vorabends, aus dem Austauschen von Fotos und aus Diskussionen, wer mit wem »rumgemacht« hatte. Doch als ich an jenem Morgen leicht verkatert aufwachte, mich langsam aufsetzte und meine Gliedmaßen streckte, sah Sarah mich voller Entsetzen an.

»Krass, was ist denn mit deinem Auge passiert?«

Ich blickte sie fragend an. Hatte ich mich nicht abgeschminkt? Hatte mir jemand ein abgefahrenes Clown-Make-up verpasst? Oder ... war ich in eine Schlägerei verwickelt gewesen?

Blödsinn. Ich konnte mich an den kompletten gestrigen Abend erinnern. Und ein Clown-Make-up hätte ich sicherlich nicht vergessen.

Neugierig lief ich ins Badezimmer, blickte in den Spiegel und zuckte erschrocken zusammen.

Das Weiße, das normalerweise meine Pupillen umrahmt, also mein Auge eben, war komplett rot. Knallrot. Abgefahren, eklig, tiefrot.

»Fuck!«

Der letzte Cocktail vom Vorabend drohte kurz, am falschen Ende wieder rauszukommen. Ich versuchte, nicht in Panik zu geraten, und atmete tief durch.

Denk jetzt logisch nach!

Ich hatte definitiv keine Schmerzen, was mich gleich etwas beruhigte. Auch meine Sehstärke war nicht merklich eingeschränkt. Wenn es wirklich überhaupt nicht wehtat und ich nicht zur Hälfte nur noch wortwörtlich schwarz sah, konnte es auch nicht zu gefährlich sein, so meine erste Analyse der Situation.

»Irgendwas mit der Augenhaut müsste das glaube ich sein«, kam es aus dem Nebenzimmer.

Sarah saß an ihrem Laptop und googelte, wie es sich für eine angehende Sportlehrerin eben gehört, nach einer möglichen Erstdiagnose der Verwundeten, die in diesem Fall ich war.

Meine Angst überwog dennoch, und wenige Stunden später saß ich frisch geduscht im völlig überfüllten Wartezimmer eines Augenspezialisten.

Weitere vier Stunden später hatte das Kind dann endlich auch einen Namen.

»Uveitis.«

Uwe-was?

Der Arzt legte seine Spaltlampe beiseite und drehte sich geduldig in meine Richtung. Er sah mich eindringlich an.

»Leiden Sie an einer Erkrankung des Immunsystems?«

Ja, stand doch auch in dem Fragebogen, den ich abgegeben hatte. Er starrte mich jedoch weiter erwartungsvoll an. Ach, für den Effekt und so.

»Ähm, ja. Morbus Crohn, das ist eine chronisch entzündliche Darmerkrankung.«

Es schien kurz, als wollte er kontern, dass er durchaus wusste, dass es sich bei Morbus Crohn um eine chronisch entzündliche Darmerkrankung handelt, er hielt sich dann aber zurück und faltete langsam die Hände in seinem Schoß, ein klassischer Arzt-Move, wie ich mittlerweile festgestellt hatte.

»Einige Krankheiten, bei denen das Immunsystem geschädigt ist oder eine Art Fehlfunktion besteht, äußern sich, vor allem zu Schubzeiten, oft auch in Form einer Uveitis. Darunter versteht man Krankheiten, die das Augeninnere betreffen. Teile der Uvea, also der Gefäßhaut des Auges, sind dabei entzündet, deswegen auch die knallrote Farbe. Haben Sie in den letzten Wochen vermehrt leichte Schlieren, Fusseln oder Flocken in Ihrer Sicht wahrgenommen?«

Nicht, dass ich wüsste.

»Ist Ihr Auge momentan etwas lichtempfindlich?«

Irgendwie ja, schon.

Er nickte zufrieden.

»Ich verschreibe Ihnen ein Kortisonpräparat in Form von Augentropfen. Nehmen Sie bitte zusätzlich diese zweite Form von Tropfen« – er kritzelte ein weiteres Medikament auf den Rezeptzettel – »die Ihre Pupillen erweitern. Das verhindert, dass Ihre Regenbogenhaut und Linse miteinander verkleben.«

Er lachte kehlig auf. »Wir wollen ja keinen grauen Star riskieren oder gar ein Erblinden.«

Ja, nicht wirklich. Ich lachte nervös und schüttelte höflich den Kopf.

Auf dem Weg nach Hause tat mir mein Auge sehr leid. Erst vor gut einem Jahr hatte es auf einer WG-Einweihungsfeier den zackigen Kronkorken einer Bierflasche abbekommen und zwei Wochen lang auf das Wunder der Sehkraft verzichten müssen. Dank einer eingerissenen Bindehaut hatte ich eine Augenbinde tragen dürfen und war vorübergehend zum Piraten geworden.

Und jetzt hatte sich dieser Crohn da auch genau dieses Auge ausgesucht. Es war doch wirklich nicht fair dem rechten gegenüber.

Doch es sollte nicht lange dauern, bis ich wieder wie ein Adler sehen konnte. Abgesehen davon, dass ich mich anfangs wie ein kleines Kind anstellte und unfähig dazu war, mir die Augentropfen selbst zu verabreichen, sah mein Auge (danke, Mark!) nur wenige Wochen später wieder wie neu aus. Auch meine Sehstärke war unverändert. Alles beim Alten. Und doch hatte das Ganze Spuren hinterlassen, wenn auch nicht in meinem Auge, aber zumindest bei mir. Morbus Crohn, diese Krankheit, die ich noch nicht wirklich verstand, hatte es irgendwie geschafft, einen weiteren Teil meines Körpers zu unterjochen, und ich war not amused.

Plötzlich Arthritis

Ich hatte schon immer viel Musik gemacht. Videos, in denen ich im zarten Alter von zwei Jahren auf einem Mini-Piano herumklimpere, finden sich zu Genüge in der verstaubten Videokassetten-Box im Haus meiner Eltern. Sofern man meiner Mutter Glauben schenken kann, habe ich auch bereits als Vierjährige im Kindergarten regelmäßig das Keyboard an mich gerissen und sehr zum Leidwesen meiner Erzieherinnen stundenlang die eingängige Melodie des »Regenbogenfisches« nachgespielt. Schließlich steckten mich meine Eltern in eine musikalische Früherziehungsgruppe.

Nur wenige Monate später saß ich zusammen mit einem späteren Klassenkameraden in meiner ersten Klavierstunde. Im Alter von neun Jahren weigerte ich mich vehement, mir die 30 Minuten pro Wochen mit jemandem zu teilen, und forderte statt Liedern wie »Frankfurter Würstchen« oder »Die Eisenbahn« nach Beethovens »Für Elise« und Mozarts »Rondo alla turca«.

Ich weiß, welch ein begabtes Kind.

Doch ich war, nach allen Maßstäben oder zumindest meinen eigenen, echt außergewöhnlich talentiert und schon bald war mein erster großer Berufswunsch geboren: Filmmusik-Komponistin.

Er sollte natürlich, wie die meisten ersten Berufswünsche, nie in Erfüllung gehen.

Den Großteil meiner Schulzeit verbrachte ich also mit der Musik. Ich war Sängerin im Chor, Violinistin im Orchester, Tenor-Saxofonistin im Jazz-Ensemble und in der Big Band, am E-Bass in der Schulband, spielte unzählige Solo-Auftritte am Klavier – ich ließ nichts aus und war fest überzeugt, ich würde eine Karriere als berühmte Musikerin einschlagen.

Es war im Frühjahr meines 16. Lebensjahres, eigentlich kurz vor der ersten Crohn-Episode, als ich mich dazu entschloss, dass Snowboarden doch eigentlich gar nicht so schwer sein konnte. Wer braucht schon Unterricht?

Ein gebrochenes Handgelenk und unzählige vergossene Tränen später war klar: Ich hätte definitiv Unterricht gebraucht.

Die gebrochene Hand kam zu einer sehr ungünstigen Zeit, denn nur Wochen später hätte ich an einem – und da ist dieses doofe Wort wieder – Hochbegabtenseminar für vielversprechende Konzertpianisten an einer bekannten Hochschule teilnehmen sollen.

»Warum fährst du denn auch ohne Anleitung Snowboard, wenn dir deine Musik so wichtig ist?«, meinte der zuständige Arzt in der Notaufnahme und schüttelte verständnislos den Kopf. Von Mitleid und Feingefühl keine Spur, aber er hatte schon irgendwie recht. Nur brachte mir das in diesem Moment auch nicht viel.

Als ich am nächsten Morgen nach Hause kam, stand das aufgeschlagene Notenbuch der Übungsstunde vom Vortag tragischerweise noch am Klavier:

»Grande valse brillante« von Frédéric Chopin. Das letzte Stück, das ich je perfekt gelernt und gespielt haben sollte.

In meiner jugendlichen Naivität glaubte ich fest daran, dass ein zersplitterter Handknochen nicht das Ende meiner noch nicht mal annähernd begonnenen Pianistinnenkarriere gewesen sein kann. Schon während der Gips noch die meisten Bewegungen meiner Hand einschränkte und extreme Schmerzen verursachte, versuchte ich, mich langsam wieder ans Klavier zu setzen.

Es war frustrierend.

Der Schmerz war frustrierend, die Unfähigkeit, meine Hand, wie gewohnt, mühelos über die Tasten fliegen zu lassen, war frustrierend.

Als der Gips wenige Wochen später abgenommen wurde, befand sich an der Stelle meines gesunden linken Arms ein kleines, schuppiges Hühner-Ärmchen, das kaum ein Glas Gurken halten konnte, ohne beinahe umzuknicken.

Über die nächsten Jahre hinweg versuchte ich mehrmals, die frühere Beweglichkeit meiner ehemals doch beinahe perfekten Hand wiederzuerlangen. Zusammen mit meiner Mutter rannte ich von Arzt zu Arzt, von Spezialist zu Spezialist. Ich unterzog mich einer Operation am Handgelenk. Doch es schien aussichtslos. Bestimmte Nervenschäden, vor allem am Handgelenk, seien einfach nicht mehr zu reparieren, hieß es. Dass eine Karriere als Pianistin sowieso nicht für mich infrage gekommen wäre, würde ich allerdings erst einige Jahre später im Zuge meiner Morbus-Crohn-Reise realisieren.

»Hätten Sie halt vorher einen Snowboard-Kurs gemacht oder das Ganze gleich nicht riskiert.«

Hätte, hätte, Fahrradkette.

Jahre später begann ich ein Studium im Bereich Sprachwissenschaften und Erziehung, trauerte jedoch noch immer einer verpassten Chance nach, die nie über das Traumstadium hinausgekommen war. Ich genoss mein Studium von Beginn an und fühlte mich in der Welt der Literatur und Pädagogik gut aufgehoben, dennoch war da immer dieser kleine Gedanke im Hinterkopf »Was wäre gewesen, wenn ...?«. Als kompromissartigen Trostpreis verfolgte ich meine große Leidenschaft über die Jahre hinweg allerdings nebenbei weiter und verbringe bis heute einen großen Teil meines Alltags, soweit möglich, an den Tasten.

Es war im Winter vor drei Jahren, als ein Familienmitglied auf Hawaii zu heiraten beschloss. Ich liebte es schon immer zu verreisen, also ging es schließlich auf einen 20-stündigen Trip ins Paradies.

Mein Crohn hatte sich zu diesem Zeitpunkt für eine Weile in Remission befunden, ein unheimliches Glück, das ich jeden Tag zu schätzen wusste. Es sprach also absolut nichts dagegen, eine weite Reise in ein fernes Land anzutreten.

Nach einem turbulenten Flug auf dem letzten Stück von Los Angeles nach Maui landeten wir schließlich auf der abgelegenen Insel. Maui war traumhaft und verzauberte mich vom ersten Augenblick an. Saftig-grüne Berge, blaues Meer, wuchtige Palmen, weißer Sandstrand. Ein Idyll. Mir ging es so gut wie seit vielen Jahren nicht mehr.

Für den Tag nach der Hochzeit war eine Wanderung auf den Haleakala-Berg geplant, einer von Mauis Vulkanen und berühmt für seine Sicht auf den Sonnenaufgang über den Wolken.

Bereits um drei Uhr morgens machten wir uns also auf den Weg. Mein erster Fehler des Tages war eine absolut falsche Kleidung. Nicht im Sinne von »hohe Schuhe und Rock anstelle von Wanderklamotten«. Ich hatte nur schlichtweg nicht bedacht, wie kalt es um diese Uhrzeit in den höheren Lagen sein würde, Hawaii hin oder her. Mit Shorts und T-Shirt zitterte ich also schon bald am ganzen Körper. Die Reiseleiterin erbarmte sich schließlich meiner und reichte mir eine dicke Jacke und ein Stirnband mit der amerikanischen Flagge.

»Vielen Dank, aber haben Sie denn jetzt noch ausreichend Klamotten für sich selbst?«

Sie versicherte mir mit einem Augenzwinkern, dass sie immer schon einen Vorrat an warmen Klamotten in ihrem Van hätte, um leicht dämliche Touristen wie mich vor einem potenziellen Kältetod zu bewahren.

Während des Aufstiegs spürte ich einen immer intensiver werdenden Druck in den Fußgelenken und im unteren Rücken. Meine Wanderschuhe besaß ich seit bereits einigen Jahren und sie waren wirklich gut eingelaufen, daran konnte es eigentlich nicht liegen. Hatte mich die Kälte im Kreuz schon »erwischt«? Taten mir eventuell meine Nieren weh?

»Zieh dich untenrum gescheit an, sonst erwischt's dich in den Nieren«, pflegte meine Großmutter immer zu sagen. Und meine Mutter. Und eines Tages würde vermutlich auch ich es zu meinen Kindern sagen.

Ich machte mir im Geiste eine Notiz, das »nächste Mal« auf jeden Fall ausreichend warme Klamotten mitzubringen, und kämpfte mich den Rest des Bergs hinauf, völlig überzeugt, dass die Schmerzen in ein paar Tagen wieder verschwunden sein würden.

Den Rest der Woche nach dem Abstieg spürte ich erneut einen Druck im Kreuz und in den Fußgelenken, ich war etwas angeschlagener als sonst. Ich schob es, ohne groß darüber nachzudenken, auf die leichte Erkältung, die ich mir trotz der wärmenden Notklamotten der Reiseleiterin eingefangen hatte.

Wieder zurück im kalten Deutschland, bemerkte ich über die nächsten Wochen immer öfter einen undefinierbaren und bisher unbekannten Schmerz im Rücken, den Fuß- und bald auch in den Handgelenken. Bei jeder kleinsten Klavieretüde verkrampften sich meine Hände und verloren noch mehr an Flexibilität. Eines Tages entdeckte ich eine leichte Schwellung am linken Handgelenk. Ich vermutete eine verspätete Nebenwirkung des Bruchs, der nun einige Jahre zurücklag.

Bei der nächsten Vorsorgeuntersuchung bei meinem Hausarzt erwähnte ich zögernd die Symptome, die über die letzten Wochen hinweg verstärkt aufgetreten waren. Zögernd deshalb, weil ich nicht wusste, ob sie wichtig waren. Oder, um ehrlich zu sein, weil ich es vielleicht auch unbewusst gar nicht wissen wollte.

Etwa 43 Prozent aller Morbus-Crohn-Patienten leiden zusätzlich an weiteren Krankheiten fernab des Magen-Darmtrakts. Spitzenreiter dabei ist die Arthritis.

Bei meiner so oft einfach auch zweifelhaften Selbstdiagnose mit Hilfe des Internets war ich nur wenige Tage zuvor auf diese Information gestoßen und seither wie besessen von der Angst, auch noch an Arthritis zu leiden. Wenn ich an diese Erkrankung denke, kommen mir immer sofort die verkrümmten, knochigen Finger meiner Großeltern in den Sinn, die sich schon schwer damit taten, ein Glas Würstchen zu öffnen.

»Erst mal ganz ruhig, selbst wenn es sich hier um Arthritissymptome handelt, können diese auch nur vorübergehend auftreten.«

Mein Arzt entnahm mir Blut, um es auf einen ganz bestimmten Faktor, den Rheuma-Faktor, zu prüfen. In der Zwischenzeit organisierte er mir auch einen Termin bei der Rheumatologin seines Vertrauens.

Bei Verdacht auf Rheuma oder, besser formuliert, eine rheumatoide Arthritis ist, wie bei so vielen fortschreitenden Krankheiten, eine frühzeitige Diagnose superwichtig, um Spätschäden entweder aufzuhalten oder gleich zu verhindern. Je früher eine Behandlung gestartet wird, desto vielversprechender sind die Aussichten, dass die Erkrankung später nicht ganz so schlimm verläuft.

Bei einer rheumatischen Erkrankung können die Beschwerden sehr vielfältig sein und schleichend auftreten. Das Immunsystem greift hier Gelenke, Muskeln und Sehnen an, ab und zu auch Haut, Nerven und innere Organe. Symptome können also im gesamten Körper beobachtet werden und teilweise – wie sollte es auch anders sein? – recht unspezifisch sein. Wenige Wochen später befand ich mich schließlich auf dem Weg zur Rheumatologin am anderen Ende der Stadt.

In einem Wartezimmer voll mit älteren Patienten kam ich mir fast ein bisschen fehl am Platz vor. Ich nickte einem Herrn höflich zu und nahm den Platz neben ihm ein.

»Auf Ihrem Röntgenbild sehe ich jetzt erst mal keinerlei Veränderungen, allzu fortgeschritten kann das Ganze also noch nicht sein«, sagte die Rheumatologin.

Cool! So weit, so gut.

Sie machte sich daran, meine Gelenke einzeln zu untersuchen, und ich verbog mich in diverse Stellungen, die mir, so ganz nebenbei, auch deutlich machten, wie ungelenkig ich eigentlich war.

Der bereits zuvor getestete Rheuma-Faktor erwies sich als positiv. Das Problem hierbei war nur, dass dieser nicht immer zuverlässig ist und somit keinesfalls davon allein definitiv abzuleiten ist, ob es sich um Rheuma handelt. Denn dieser Rheuma-Faktor ist bei vielen Autoimmunerkrankungen wie Morbus Crohn oder Lupus erythematodes häufig prinzipiell positiv. In den Anfangsstadien einer Arthritis ist er allerdings nicht selten negativ. Verwirrend, oder?

Letzten Endes ließen allerdings auch die zusätzliche Symptomatik und die leicht angeschwollenen Gelenke den Schluss zu, dass es sich in meinem Fall um eine Arthritis handeln müsste.

»Es ist schwierig zu sagen, ob es sich hierbei um eine echte Arthritis oder um eine reaktive Arthritis handelt. Unter Umständen könnten die Gelenk- und Rückenschmerzen auch einfach ein Symptom der Darmerkrankung sein«, sagte die Ärztin.

Okay.

Mein Gastroenterologe und meine Rheumatologin einigten sich schließlich auf eine erneute – sehr kurze, um die Knochen nicht zu sehr zu schädigen – Kortisontherapie, und dann würden wir »einfach mal schauen«. Das Kortison schlug, wie schon öfter davor, aber nur bedingt an und wich letzten Endes einem Wirkstoff namens Methotrexat – aber auch dazu später mehr.

Selbst wenn sich die Hauptsymptome der Krankheit also auf den Darm selbst beschränken, äußert sich eine chronisch entzündliche Darmerkrankung doch auch in vielen anderen Formen. Analfissuren, Augenentzündungen und Gelenkschmerzen sind keine Seltenheit.

Wo kommt aber nun die Arthritis hinsichtlich einer nie begonnenen Karriere als Konzertpianistin ins Spiel? Eigentlich ganz einfach: Noch immer habe ich in Schubphasen mit einschlägigen Symptomen zu kämpfen und rückblickend gesehen wäre es wohl fatal gewesen, wenn ich tatsächlich den Beruf der Konzertpianistin eingeschlagen hätte. Mozarts Sonaten und Chopins Walzer sind mittlerweile nur noch bedingt und unter hohen Schmerzen für mich spielbar.

Auch wenn es sich für mich im Alter von 15 Jahren furchtbar anfühlte, mir durch den Snowboardunfall womöglich die Karriere als Berufsmusikerin verbaut zu haben, ergibt dieser im Nachhinein vielleicht doch irgendeinen Sinn, auf welche abstruse und verzwickte Art auch immer.

Eine ähnliche Erkenntnis erhoffe ich mir eines Tages bezüglich meiner Diagnose Morbus Crohn.

Diagnose? Kann dauern

Momentan leiden in etwa 400 000 Menschen in Deutschland an einer chronisch entzündlichen Darmerkrankung, Statistiken deuten auf einen weiteren Anstieg hin. Gerade deswegen stellt sich die Frage, warum man immer wieder von Betroffenen hört, bei denen es oft Jahre dauerte, bis es zur richtigen Diagnose kam.

Ein Grund für die oft langwierigen Diagnoseprozesse ist ohne Zweifel die Tatsache, dass es manchmal einfach schwerfällt, sich Verdauungsprobleme – auch wenn sie hartnäckig und von andauernder Natur sind – einzugestehen. Tut man das schließlich, erhält man in der Regel aber auch nicht sofort einen Termin bei einem Spezialisten, in diesem Fall einem Gastroenterologen, sondern fragt zuallererst den eigenen Hausarzt um Hilfe.

Dann beginnt das Spiel, und es ist oft frustrierend. Internisten behandeln Tag für Tag unzählige Patienten, deren Symptome von Bauchschmerzen bis hin zu Durchfall reichen. Hinzu kommen dann noch Magen-Darm-Grippen und Lebensmittelvergiftungen, die Ärzte und Betroffene anfangs auf eine falsche Fährte locken können. Es ist ganz normal, dass nicht immer sofort auf Darmkrebs oder eine chronisch entzündliche unheilbare Darmerkrankung geschlossen wird. Das wäre ja auch irgendwie, als würde man mit Kanonen auf Spatzen schießen. Die gute, alte Selbstdiagnose online macht es uns vor: Man vermutet eigentlich immer gleich das Schlimmste. So was kann einen auch absolut verrückt machen. Denn es ist nicht immer das Schlimmste. Meistens ist es sogar nicht das Schlimmste.

Es ist ein Reizdarm

Nun marschieren also sicherlich oft auch zukünftige Morbus-Crohn- und Colitis-ulcerosa-Patienten mit genau diesen Worten nach Hause: »Klingt nach Reizdarm«. Sobald zusätzlich die Worte »Stress« und »Ernährung« als mögliche Gründe in den Raum geworfen werden, sucht man oft erst mal bei sich selber die Schuld und zögert, bei andauernden Schmerzen tatsächlich ein zweites Mal zum Arzt zu gehen.

Ungefähr jeder vierte Mensch in Deutschland leidet an Verdauungsproblemen in Form von gelegentlichen Durchfällen und Bauchkrämpfen, die sich in Blähungen oder Verstopfungen äußern. In den meisten Fällen der 20 Millionen Betroffenen handelt es sich tatsächlich um das Reizdarmsyndrom, dessen Symptome sich anfangs mit denen einer CED durchaus überschneiden können.

Bei mehr als 400.000 Menschen ist es allerdings nicht die »Verlegenheitsdiagnose« Reizdarm, sondern eine chronisch entzündliche Darmerkrankung – dennoch dauert es bei knapp 20 Prozent der Betroffenen fünf Jahre, bis es endlich zur richtigen Diagnose kommt. Umso wichtiger ist es, sich von Beginn an laut und deutlich zu Wort zu melden. Und genau deswegen ist es ebenso bedeutsam, für ein besseres Verständnis dieser Krankheiten zu sorgen und deren Existenz in die Welt hinauszutrompeten. Indem man die Erkrankungen aus der Tabuzone befreien hilft, können sich mehr Leute deren Existenz bewusst werden, können somit Symptome früher erkennen, besser einschätzen und, beinahe am wichtigsten, schämen sich im Fall der Fälle nicht, diese auch zu benennen und damit unverdrossen zu ihrem Arzt zu gehen.

Als bei mir Morbus Crohn diagnostiziert wurde, hatte ich in meinem Leben noch nie davon gehört. Ich kannte keine einzige Person mit dieser Krankheit. Ich dachte, ich wäre der erste Mensch in Deutschland, der daran leidet. Hätte ich nach meiner ersten Operation mit 16 schon um die Existenz von CED und deren Symptome gewusst, hätte ich mich womöglich nicht so schnell abwimmeln lassen. Beziehungsweise hätten sich meine Eltern nicht so schnell abwimmeln lassen. Wir hätten uns sicherlich eine vierte und fünfte Meinung eingeholt und hätten die Tür des nächsten Gastroenterologen eingerannt.

Indem mehr über die Krankheiten gesprochen wird, wird das Tabuthema Darm automatisch gelockert. Sobald das Tabuthema Darm enttabuisiert wird, spricht man mehr über die mit ihm zusammenhängenden Krankheiten. Es ist ein logischer Kreislauf, der nicht nur eine frühzeitige Diagnose der Beschwerden fördert, sondern es gleichzeitig Betroffenen erleichtert, sich an das neue Leben mit der Krankheit zu gewöhnen. Wenn ich irgendetwas immer wieder zu hören bekomme, ohne dass es mit Scham assoziiert wird – was sollte mich daran hindern, offen darüber zu reden und mich rechtzeitig in eine ärztliche Behandlung zu geben?

Die Symptome einer CED treten leider nicht immer Hand in Hand auf, und es gibt nicht »die eine« Methode, eine chronisch entzündliche Darmerkrankung zu diagnostizieren. Befindet man sich einmal in ärztlicher Behandlung, werden die Symptomatik, Blutwerte und Stuhlproben miteinbezogen. Was allerdings immer unumgänglich ist, ist eine Spiegelung des Darms, auch genannt Koloskopie, um neben einer Gewebsentnahme einfach auch einen Blick auf das Innere unseres wohl unpopulärsten Organs werfen zu können.

Darmspiegelung – halb so wild

»Ich würde mir, ehrlich gesagt, lieber mein zweites Bein brechen, als mich einer Darmspiegelung zu unterziehen«, sagte mein guter Freund Chris einmal zu mir. Er hatte sich eine Woche zuvor beim Skifahren das Schienbein in zwei Teile gebrochen und saß nun mit drei Schrauben im Knochen neben mir auf der Couch. Ich hatte gerade eine große Flasche stilles

Wasser vor mir stehen, in die ich in wenigen Minuten ein eindickendes orangefarbenes Pulver einrühren wollte, das mich dann nur kurze Zeit später dazu bringen sollte, ganz schnell die Toilette aufzusuchen.

Am Morgen des folgenden Tages stand für mich eine Darmspiegelung an.

Die Vorstellung, eine Kamera den Arsch und immer weiter hinaufgeschoben zu bekommen, schreckt eigentlich so gut wie jeden erst einmal ab. Noch dazu kommt: Es gibt ja vermutlich einen Grund, dass eine Darmspiegelung geplant ist. Lediglich für Menschen vom 55. Lebensjahr an ist in Deutschland seit 15 Jahren eine Vorsorgeuntersuchung Standard. Alles andere ist eigentlich eine Ausnahme.

Bestünde der Verdacht auf Asthma und man ginge zum Lungenfunktionstest, könnte man vermutlich mit jedem frei darüber reden.

»Hey, ich gehe morgen zum Lungenfunktionstest.«

Easy. Geht man allerdings mit Verdacht auf eine Darmerkrankung zur Darmspiegelung, ist das Ganze wieder eine komplett andere Geschichte.

»Rein aus Interesse«, hakte Chris mit heruntergespielter Neugierde nach, »wie läuft so eine Spiegelung eigentlich ab?«

Ich dachte zurück an meine erste Darmspiegelung und alle, die danach folgten.

Bei meiner ersten Spiegelung, die schließlich zur Diagnose meines Morbus Crohns diente, saß ich übertrieben nervös im Wartezimmer. Meine gesamte Konzentration galt damals meinem Schließmuskel. Bloß nicht noch mal aufs Klo sprinten müssen. Auch die Frau neben mir fixierte mit ihrem Blick die Toilettentür.

Zur Vorbereitung auf eine Darmspiegelung muss der Patient den gesamten Darm komplett entleeren. Auch nur die geringsten Spuren von Stuhl können die Kamera am Schlauch, der zur Untersuchung in den Darm eingeführt wird, verstopfen und die ganze Spiegelung zunichtemachen. Es wird daher empfohlen, schon einige Tage vor der geplanten Spiegelung auf eine Ballaststoff- und körnerarme Ernährung zu achten. Das heißt, keine Nüsse, Vollkornbrot oder Blähgemüse beziehungsweise -obst zu essen.

Am Tag vor der Prozedur und am Morgen unmittelbar davor nimmt man schließlich Abführmittel zu sich, um den Darm wirklich bis auf den letzten Krümel komplett sauber zu kriegen. Ungefähr nach meiner fünften Spiegelung erfuhr ich, dass es verschiedene Arten von Abführmittel für eine Darmspiegelung gibt. Zwei, um genau zu sein. Ohne Schleichwerbung betreiben zu wollen: Das eine schmeckt scheußlich, und das andere schmeckt besonders scheußlich.

»Was stellst du dich denn so an, das trinkt sich doch gar nicht so schlecht«, sagte Mark, als er ein einziges Mal ein winzig kleines Schlückchen probierte. Ein Schluck geht ja vielleicht gerade noch. Oder vielleicht auch noch ein Glas. Um den Darm gründlich zu entleeren, sind allerdings insgesamt zwei Liter der dicken, salzigen, wirklich nur grauenhaften Flüssigkeit nötig.

Eines der größten Hindernisse für mich – und viele andere – ist es vor Spiegelungen also immer, das Gesöff überhaupt im Magen zu behalten. Spätestens beim dritten Glas droht bei mir die ganze Brühe am falschen Ende wieder rauszukommen. Was mir hier gut hilft: mit zugehaltener Nase einen großen Schluck nehmen, gleich danach etwas Limonade nachspülen.

Manche Leute schwören auch auf eine Scheibe Zitrone oder Orange im Abführmittel.

Das Allerwichtigste am Vorabend und am Tag der Spiegelung: zu Hause in der Nähe der Toilette bleiben. Wohnt man nicht alleine, dann am besten den Mitbewohner oder Partner, falls sie nicht sowieso rechtzeitig das Weite suchen möchten, vorwarnen und den Keramikthron ganz für sich alleine reservieren.

Schlafen kann man normalerweise problemlos. Die erste Runde der Entleerung erfolgt in der Regel so, dass es zur Schlafenszeit zunächst wieder vorbei ist. Es darf am Vortag der Spiegelung entweder vom Mittag oder dem frühen Abend an – das kommt darauf an, um welche Uhrzeit die Untersuchung am nächsten Tag stattfindet – nichts mehr gegessen werden. Lediglich klare Brühe oder Säfte sind noch erlaubt. Am Tag der Untersuchung selbst darf bis zu zwei Stunden vorher noch Wasser getrunken werden. Ich hatte jedoch schon schlaflose Nächte vor Darmspiegelungen, was aber eher darauf zurückzuführen war, dass mir der Magen knurrte. Oder ich nervös war.

Sobald man in der Arztpraxis ankommt, ist der Stuhldrang in der Regel komplett vorbei, der Darm ist völlig leer. Es ist wichtig, sich an die vom Arzt vorgegeben Uhrzeiten zur Einnahme des Abführmittels am Untersuchungstag zu halten, sonst kann unterwegs durchaus ein kleiner Unfall passieren.

Auch die Wartezeiten halten sich bei Darmspiegelungen glücklicherweise im Rahmen. Im Behandlungszimmer befinden sich in der Regel eine Trage, welche komplett mit Einmalpapier bedeckt ist, und diverse Gerätschaften. Natürlich steht hier auch das bedrohliche Spiegelungsgerät mit Schlauch, Kamera und Monitor, auf dem der Arzt anschließend das Innere des Darms sehen kann. Wenn nötig, entnimmt er Gewebeproben, macht Bilder für die Krankenakte oder weitere Untersuchungen. Es ist ein beklemmendes Gefühl, so kurz vor einer Darmspiegelung. Man weiß, es ist eigentlich keine große Sache, und dennoch schlägt einem das Herz bis zum Hals.

Die Arzthelferin bittet einen nun, sich untenrum komplett auszuziehen und in eines der supersexy weißen Höschen zu schlüpfen. Diese haben an der entsprechenden Stelle eine Öffnung, durch die später auch der Schlauch eingeführt werden wird. Außerdem ist so eine Spiegelung nicht immer eine ganz saubere Sache, vor allem, wenn vorher nicht richtig abgeführt wurde. Wer in die Einweg-Unterhose schlüpft, vermeidet also, die eigenen Klamotten unnötig vollzusauen.

»Legen Sie sich bitte auf die Trage, ich verstöpsle und verkable Sie eben noch ein kleines bisschen.«

Bei einem Aufklärungsgespräch, das circa ein bis zwei Wochen vor der Spiegelung meist ein Assistenzarzt übernimmt, wird dem Patienten außerdem angeboten, eine Schlafspritze für die Dauer der Spiegelung zu bekommen. Man erhält dann eine Art Mininarkose mit dem Wirkstoff Propofol und schläft während der Spiegelung tief und fest. Die Alternative wäre eine Beruhigungsspritze.

Ob eine Spiegelung mit einer Schlafspritze oder ohne angenehmer ist, lässt sich objektiv schwer sagen. Ich habe bisher beide Varianten erlebt und einen klaren Favoriten: die Schlafspritze.

Man merkt wirklich absolut nichts von der Untersuchung, und auch danach ist man im Gegensatz zu einer »richtigen« Narkose, wie beispielsweise bei einer Operation, wirklich wieder sehr schnell bei Bewusstsein und auf den Beinen.

Hat man sich nun für eine Schlafspritze entschieden, legt die Arzthelferin zusätzlich noch einen Zugang in einer Vene im Arm. Durch diese drückt der Arzt vor Beginn der Untersuchung die Schlafspritze in den Blutkreislauf.

Bei meiner allerersten Darmspiegelung bekam ich keine Schlafspritze, ich wurde mit einer Beruhigungsspritze nur leicht betäubt, was mich schläfrig und entspannt machen sollte. Ich kann mich nicht an genaue Details erinnern, aber ich habe noch immer den Monitor und das maskierte Gesicht der Arzthelferin im Gedächtnis. Gegen Ende der Spiegelung entleerte sich wässriger, klarer Darminhalt über die Liege.

»Lass es nur raus«, war der gut gemeinte Kommentar meines Arztes. Ich war zu bedröppelt, um mich großartig zu schämen. Der Typ hatte sich gerade mit einem Schlauch meinen Verdauungskanal angeschaut, was soll's also? Das Ganze sollte sich allerdings ändern, als ich zwei Wochen später der Helferin, die bei der Spiegelung mit anwesend war und im Anschluss meine Sauerei beseitigt haben musste, im Supermarkt begegnete. Ich konnte das Gesicht erst nicht hundertprozentig zuordnen. Als sie mich allerdings fragte, ob es mir besser ginge, kam es mir schlagartig zurück ins Gedächtnis.

Eins zu null für die Schlafspritze.

Oftmals haben Menschen auch Angst vor möglichen Schmerzen, sollten sie sich dafür entscheiden, bei der Spiegelung wach zu bleiben. Ich hatte bei keiner Spiegelung Schmerzen, und in der Regel sind Darmspiegelungen auch nicht schmerzhaft. Dennoch gibt es viele Berichte von Patienten, die eine Spiegelung als sehr unangenehm empfunden haben. Das variiert sicherlich von Person zu Person. Ab und zu kann das sicherlich zwicken. Auch bei meiner bis dato letzten Spiegelung unter Schlafspritze habe ich mich laut Bericht meines Arztes etwas gespreizt, da durch Verwachsungen der vielen Operationen der Darm im Bauch festgeklebt war und somit der Schlauch mit der Kamera ab und zu etwas aneckte. So etwas ist natürlich unangenehm. Nicht, dass ich mich noch daran erinnern könnte – danke, Propofol!

Eine Spiegelung an sich dauert, je nach Art der Endoskopie, zwischen 10 und 40 Minuten. Ist die Spiegelung beendet, wird der Patient von der Helferin in eine Art Aufwachraum gerollt, in dem man sich in aller Ruhe erholen kann. Manchmal bieten Praxen hier auch gleich Kekse und Kaffee an, um den Kreislauf wieder in Schwung zu bringen – ich war absolut baff, als ich gefragt wurde, ob es denn ein Espresso oder Cappuccino sein dürfe. Eine All-inclusive-Spiegelung, was will man mehr? Ich verzichtete. Mein Darm war völlig leer, aber wie ich ihn kannte, würde er es trotzdem schaffen, mich nach einem Espresso sofort aufs Klo zu schicken.

Im Anschluss an eine Darmspiegelung fühlt man sich oft ein bisschen aufgebläht. Nicht geil, aber das liegt schlichtweg daran, dass während der Untersuchung oft etwas Luft in den Darm gepumpt wird, ganz einfach, um die Sicht zu verbessern und die Untersuchung für den Arzt zu erleichtern.

Sind nun alle Pupser gepupst und Espressos abgelehnt worden, dauert es normalerweise nicht lange, bis man sich wieder fit genug fühlt, um erleichtert zurück ins Wartezimmer zu spazieren.

Meistens wird schon vorab vereinbart, dass dort eine Begleitperson auf einen wartet. Man ist zwar wieder völlig bei sich, aktiv am Verkehr teilnehmen darf man an diesem Tag allerdings nicht mehr.

Und das war eigentlich schon alles. Gefürchtet und doch geschätzt ist die Darmspiegelung ein wichtiges Werkzeug, um viele Erkrankungen früh erkennen und behandeln zu können.

Patienten mit einer chronisch entzündlichen Darmerkrankung haben mittlerweile nur noch ein gering signifikanteres Risiko als die Restbevölkerung, im Verlauf und als Folge ihrer Grunderkrankung Darmkrebs zu bekommen. Dies ist nicht zuletzt den häufigen Untersuchungen und regelmäßigen Darmspiegelungen zu verdanken. Klar, niemand freut sich darauf und gewisse Ängste sind verständlich. Doch hat man andauernde Probleme mit dem Darm, führt an einer Koloskopie eben kein Weg vorbei.

SCHEISSTHEMA

Ein großer Teil des Onlinedaseins der heutigen Generation sind sogenannte Memes. Was Memes sind? Im Grunde Fotos, oft mit eigentlich ganz normalen Menschen oder von Alltagssituationen, unterlegt mit ein paar Bemerkungen. Was alle guten Memes gemeinsam haben: Sie sind wirklich furchtbar lustig.

Gibt es eine weibliche Verdauung?

Wenn ich an die »weibliche Verdauung« denke, kommt mir sofort folgendes Meme in den Sinn: Ein junger Mann lehnt mit verführerischem Schlafzimmerblick an einem Baum, den einen Fuß nonchalant hinter dem anderen. An ihm vorbei geht eine junge Frau mit einem sexy Augenaufschlag, wehendem Haar und einem eleganten Hüftschwung.

»Wohin des Wegs, schöne Frau?«, ruft der Mann flirtend.

Die Frau wirft ihm einen koketten Blick zu.

»Ich geh kacken.«

Nicht die Antwort, die irgendjemand erwartet hätte, und genau das macht es dann doch irgendwie lustig. Zumindest sitze ich hier gerade an meinem Laptop und lache zum gefühlt hundertsten Mal.

Aber nehmen wir einfach mal an, es wäre andersrum. Umgekehrte Rollen von Mann und Frau in diesem Szenario. Sicherlich fänden wir es nicht halb so lustig oder überraschend, wenn ein Mann diese Antwort geben würde, weil es ja irgendwie »normaler« wäre, das von einem Mann und nicht von einer Frau zu hören.

Und das nervt doch irgendwie!

Wir haben das Jahr 2018, und noch immer ist die Verdauung, vor allem die weibliche, ein Tabuthema. Ein Mythos beinahe. Müssen Frauen überhaupt groß? Haben Frauen Blähungen und furzen? Schon von klein auf macht es uns die Barbie doch vor: Sie besitzt kein Po-Loch.

Ich verbrachte einen Großteil meiner Teenagerjahre mit Jungs, und auch nach dem Abitur während des Studiums machte das männliche Geschlecht einen Großteil meines engeren Freundeskreises aus. Schnell und auf manchmal schmerzvolle Art und Weise stellte ich fest: Alles rund ums Thema Verdauung ist unter Männern absolut kein Tabuthema. Darmtechnische Bedürfnisse werden hier meist offen und manchmal sogar überaus detailliert geäußert und somit einfach nie zum Problem. Eher sogar zum Gesprächsthema oder zur reichhaltigen und nie endenden Witze-Fundgrube. Ganz im Gegensatz zum weiblichen Geschlecht. Trotz der Tatsache, dass Frauen gerne im Rudel zur Toilette gehen, wird nie, und ich meine wirklich nie, darüber gesprochen, was dort eigentlich passiert.

»Ich geh mich mal kurz frisch machen«, heißt es dann oft. Als Alibi wird noch gerne die Handtasche mitgenommen, um auch ja überzeugend die Illusion aufrechtzuerhalten, dass alles, was wir Frauen auf der Toilette machen, Nase pudern und sich gegenseitig Lippenstifte leihen wäre. Kommt auch vor, klar, aber ich gehe hauptsächlich auf die Toilette, um aufs Klo zu gehen.

Wann immer man groß muss, sei es am Arbeitsplatz, auf einer Party oder beim gemütlichen Zusammensitzen: Frauen tun es heimlich, und mit dieser Heimlichtuerei unmittelbar verbunden ist eine Art Schamgefühl. Frauen gehen schließlich nicht aufs Klo, richtig?

Falsch. Wir gehen oft aufs Klo, während der Periode sogar noch öfter, was übrigens auch absolut normal ist: Verantwortlich dafür ist ein Hormon namens Prostaglandin. Dieses wird kurz vor Beginn der Periode in großen Mengen produziert und hilft der Gebärmutter während der Menstruation, sich zusammenzuziehen, um die Gebärmutterschleimhaut abzustoßen. Während der Periode kann das Hormon dann auch die Darmbewegung verstärken und sogar zu Durchfall führen. Einfach mega. Das spüren besonders Frauen, die auch während ihres restlichen Zyklus an einem Reizdarm oder einer CED leiden.

Dass es die weibliche Verdauung nicht »gibt«, ist jedenfalls einer der vielen Mythen, die wir unbewusst, aber vielleicht auch bewusst nach außen tragen und dadurch selbst anfeuern. Wir verbergen eine biologische Begebenheit, mit der Männer hingegen meist relativ offen umgehen. Frauen kaufen Duftkerzen und Sprühdosen fürs Badezimmer und für die Toilette – was absolut in Ordnung ist. Männer hingegen vergleichen ihre Duftmarkierungen, überspitzt gesagt.

Das Ganze geht Hand in Hand mit einer Reihe von unmöglichen Schönheitsstandards, mit denen sich Frauen schon seit Ewigkeiten herumschlagen. Damit meine ich makellose Haut. Einen schön geformten, schlanken Körper, aber nur an den richtigen Stellen, der Hintern und der Busen dürfen ruhig rund sein. Glänzendes, volles Haar ist auch total wichtig, aber bitte nur auf dem Kopf. Bloß nicht an irgendeiner anderen Stelle, schon gar nicht an den Beinen oder in den Armhöhlen. Schweiß ist sowieso tabu. Und alles rund um die Verdauung eben auch.

Aber muss das echt so sein? Natürlich nicht.

Noch vor wenigen Jahrzehnten schien es unmöglich, offen und ungeniert außerhalb der eigenen vier Wände über Sex zu reden. Mittlerweile ist es kaum noch ein Tabuthema, und Bücher wie *Fifty Shades of Grey* sind Kassenschlager.

Zeit also für »Fifty Shades of Shit«?

Ich erinnere mich oft an einen Artikel eines einschlägigen Magazins. Darin wurde argumentiert, dass Probleme wie Durchfall, Blähungen und Verstopfungen die Lebensqualität beeinträchtigen würden. Dem stimme ich absolut zu. Eine Umfrage des Magazins zeigte dann noch, dass es anscheinend 70 Prozent der befragten Leser als völlig normal empfanden, nach außen hin so zu tun, als hätten sie schlichtweg kein Verdauungssystem. Ich las weiter und stolperte über den Bericht einer jungen Frau, die beschrieb, wie sie einmal täglich ihren Arbeitsplatz verlässt und einen zehnminütigen Fußmarsch auf sich nimmt, nur um in einem nahe gelegenen öffentlichen Gebäude aufs Klo gehen zu können. In der Toilette im eigenen Bürogebäude könnte man schließlich unter der Klotüre ihre Schuhe sehen und sie somit mit einem bestimmten Geruch in Verbindung bringen. Wir haben ja echt hohe Ansprüche an unseren Darm: Regelmäßig und gut soll er sein Werk verrichten – aber bloß keine lästigen Gase und womöglich dabei auch noch Geräusche von sich geben.

Ich dachte an meinen Vorfall auf der Uni-Toilette und konnte die Frau, die jeden Tag zehn Minuten zur öffentlichen Toilette lief, irgendwie verstehen. Mir war es damals unglaublich peinlich, was passiert war, und beim Gedanken daran, dabei auch noch »erwischt« zu werden – im idealsten Fall dann auch noch von Leuten, die ich persönlich kenne –, zieht sich bei mir noch heute alles innerlich zusammen.

Aber ganz normal aufs Klo zu gehen ist dann doch noch mal etwas anderes, als sich vollzuscheißen.

Nur: Was wäre, würde man alles, wirklich alles rund ums Thema Darm und Verdauung auch nur ein kleines bisschen aus der längst überholten Tabuzone herausholen? Könnte dann zumindest jeder ohne Bedenken am Arbeitsplatz oder bei Freunden die Notdurft verrichten?

Wenn ich über meine Arthritis rede, ernte ich in der Regel mitleidige Blicke und verständnisvolle, gut gemeinte Ratschläge. Sobald ich jedoch nur irgendwas in Richtung Darm äußere, zuckt mein Gegenüber meist zusammen.

Ja wirklich, Darmprobleme als Gesprächsstoff, wie kann ich es wagen? Wo doch wirklich jeder Mensch nahezu täglich und teilweise sogar mehrmals am Tag kackt!

Es hat wohl auch etwas mit der Erziehung und den tradierten Lebensgewohnheiten zu tun, dass diese sehr häufig auftretenden Beschwerden so unaussprechlich sind. Von klein auf wird diesbezüglich alles, vom Windelwechsel bis zum versehentlichen Pupsen, möglichst in aller Heimlichkeit vollzogen und mit einem dicken, fetten Tabustempel versehen.

Ich propagiere hier keine öffentliche Defäkation, wo und wann es einen gerade freut. Das würde vermutlich ausarten und wäre nicht wirklich schön. Doch die längst überholte

Scham abzulegen könnte doch so befreiend sein, zumindest war es das für mich.

Zwei Monate nachdem ich mein Ileostoma erhalten hatte, hatte ich meinen ersten »undichten« Zwischenfall, der die Episode in der Universitätstoilette noch um Längen übertraf.

Ein Ileostoma, auch »künstlicher Darmausgang« genannt, ist ein operativ angelegtes Loch in der Bauchdecke, durch das ein kleines Stück des Dünndarms, genauer des Ileums, nach außen hin auf die Bauchdecke gezogen wird. Ein kleines, dunkles rosafarbenes Fleischknäuel, wenn man so will. Anstatt über den üblichen Weg wird der Stuhl dann fortan über diesen neu angelegten Ausweg ausgeschieden.

Klingt absolut verrückt und ein bisschen gewöhnungsbedürftig.

»Ein künstlicher Darmausgang, also quasi ein Röhrchen oder so, das deinen Darminhalt ableitet? Oder wird das Ganze irgendwo im Bauch aufgefangen?«, bekam ich anfangs oft zu hören.

Hätte ich nicht seit vielen Jahren diese Erkrankung, wüsste ich vermutlich auch nicht, was ein Ileostoma ist. Von Stomas liest man nun mal nicht zufällig in der Tageszeitung. Außerdem: »Künstlicher« Darmausgang klingt ja auch irgendwie ein kleines bisschen nach Aluminium und moderner Technik.

Die Haut um das Stoma herum muss nach der Anlage eines künstlichen Ausgangs nun irgendwie vor dem direkten Kontakt mit den Ausscheidungen geschützt werden. Da unser Stuhl sehr reich an Verdauungsenzymen und deswegen sehr aggressiv ist, kann das die Haut extrem reizen. Ein gut angelegtes Stoma, das rosa Knäuel, steht deshalb in etwa eineinhalb bis drei Zentimeter mit einem Durchmesser von etwa derselben Größe von der Hautoberfläche ab. Ums Fleischknäuel herum wird dann eine Basisplatte mit einem kleinen Loch in der Mitte aufgeklebt, durch die das Stoma hindurchlugt. Und auf diese Basisplatte kommt schließlich ein Beutel. Das erhöhte, prominente Stoma verhindert dann, dass der Stuhl unter die Basisplatte beziehungsweise unter die Haftfläche kommt. Die Ausscheidungen des Stomas können in den Beutel »abtropfen«. Wechseln muss man den Beutel circa zweimal am Tag, die Platte allerdings nur alle paar Tage, vorausgesetzt, sie klebt gut.

»Kannst du das dann noch steuern?«, wurde ich auch oft gefragt.

Nicht so wirklich. Bei einem Ileostoma lassen sich die Häufigkeit oder der Zeitpunkt der Ausscheidungen nicht steuern. Den Schließmuskel, der das Ganze ein bisschen reguliert, hat man in diesem Fall ja nicht mehr. Also: hat man schon, aber halt eben an der falschen Stelle, nämlich weiter südlich, an der »ursprünglichen« Stelle. Ein Stoma produziert unregelmäßig und schonungslos zu jeder Zeit Stuhl, der allerdings über die Ernährung ein kleines bisschen beeinflusst werden kann.

An jenem Samstagnachmittag kurz vor Weihnachten besuchte ich jedenfalls mit Freunden, die übers Wochenende zu Besuch in der bayrischen Landeshauptstadt waren, die Alte Pinakothek. Etwas verkatert vom Vortag – wir alle näherten uns schließlich bereits dem 30. Lebensjahr und waren nach einer durchzechten Nacht nicht mehr ganz so schnell auf den Beinen – verabschiedeten wir uns relativ bald, und ich machte mich auf den Weg zu meiner Wohnung ganz in der Nähe. Unterwegs stoppte ich noch bei meiner Lieblingssalat-Bar und gönnte mir eine große Ladung Vitamine.

Mit einem Freund aus Schulzeiten traf ich mich gegen Abend erneut, um gemeinsam in seinem Auto die etwa zweistündige Autofahrt in die Heimat anzutreten. So kurz vor Weihnachten zog es uns alle wie Magneten nach Hause.

Nach einer guten Stunde im Auto bemerkte ich ein vertrautes Jucken am Bauch in Stoma-Nähe, und mein Herz rutschte mir in Sekundenschnelle in die Hose.

Oh Gott.

Panisch wagte ich einen Blick unter den Bund meiner High Waist Jeans – Mom Jeans eignen sich am besten, den Stoma-Beutel komplett zu verbergen – und sah genau das, was ich bereits befürchtet hatte.

Kacke. Überall Kacke. Auf der Innenseite meiner Hose, auf meinem Bauch, über dem Stoma-Beutel.

Ich griff blitzschnell nach meiner Jacke auf dem Rücksitz und bedeckte meinen Bauch.

»Alles okay?«, fragte Georg, der mich nach so vielen Jahren relativ gut kannte und wohl schon irgendwie ahnte, dass ich gleich hyperventilieren würde.

»Mein Stoma ist undicht«, murmelte ich durch meinen nicht vorhandenen Bart, zu verlegen, um genauer zu erklären, was ich damit meinte. »Vielleicht könnten wir bei der nächsten Tankstelle rausfahren?«

Georg stellte nicht viele Fragen. Die nächste Tankstelle ließ allerdings auf sich warten, was daran lag, dass wir die Autobahn bereits verlassen hatten. Währenddessen bemerkte ich schwitzend, wie sich eine einzelne, dicke und wohl größtenteils unverdaute Bohne des vor einigen Stunden verzehrten Salates langsam durch die Stoma-Öffnung drückte und sich zu den restlichen Exkrementen in meiner Hose gesellte.

Minuten oder vielleicht auch Stunden später leuchteten in der Ferne die blauen Lichter einer bekannten Tankstelle durch die Nacht und ich hörte Georg, mittlerweile mindestens genauso stark schwitzend wie ich, erleichtert aufatmen.

Mit meiner Winterjacke eng um meinen Bauch watschelte ich Richtung Kofferraum und holte eine frische Unterhose und Jeans aus meinem Koffer. Zur Sicherheit auch noch einen Pullover. Die Klamotten quetschte ich in meine Handtasche zu meiner alltäglichen extra Stoma-Versorgung, bestehend aus Unmengen Feuchtigkeitstüchern, zwei neuen Stoma-Beuteln und einigen Mülltüten.

Die Tankstelle war um diese Uhrzeit und abseits der Autobahn gelegen relativ verlassen und ich warf einen nervösen Blick in Richtung Toilette. Sie schien unbesetzt.

Volltreffer.

In Blitzgeschwindigkeit huschte ich vorbei an den Regalen mit Lebkuchen, die sich bestimmt schon seit Ende August dort befanden. Im Nacken spürte ich den Blick der Verkäuferin, die mit langem Hals und pflichtbewusst am Kassentresen lehnte.

Toilettenschlüssel an der Kasse erhältlich.

Fuck.

»Nur, wenn Sie getankt haben oder gegen einen Kauf im Wert von mindestens fünf Euro«, rief sie mir streng zu.

Ich war kurz davor, komplett meine Coolness zu verlieren. Es war verlockend, hier in der Tankstelle eine absolute Szene zu veranstalten. Vielleicht würde ich es sogar in die lokale Zeitung schaffen.

Ich bewegte mich in Richtung Kasse und versuchte so gut wie möglich, gleichmäßig zu atmen. Ruhig zu bleiben.

»Das verstehe ich natürlich generell, aber ich habe hier wirklich einen absoluten Notfall und wäre Ihnen sehr verbunden, wenn Sie mir Zugang zur Toilette verschaffen würden.«

Die Frau sah mich weiter mit einem ausdruckslosen Gesicht an.

»Das bekommen wir oft zu hören. Regeln sind leider Regeln.«

Aber Ausnahmen bestätigen die Regel. War ein Darm, der unverblümt aus der Bauchdecke heraushing und völlig unkontrolliert Fäkalien in meine Hose feuerte, keine Ausnahme?

»Sie verstehen nicht, ich hatte soeben einen kleinen Unfall mit meinem Ileostoma, das ist ein künstlicher Darmausgang. Wenn Sie mir ...«

Sie unterbrach mich genervt.

»Kaufen Sie doch einfach ein paar Dosen Cola und das Ganze wäre geklärt.«

Ich überlegte einen kurzen Augenblick und beschloss schließlich, in die Vollen zu gehen. Der Moment der Wahrheit. Peinlich hin oder her, ich brauchte diesen Toilettenschlüssel, und fünf Euro für einen Notfall zu bezahlen, für den ich absolut nichts konnte, ging mir einfach absolut gegen den Strich.

Ich löste den Knoten meiner Jacke, die ich noch immer eng um meinen Unterleib geschlungen hatte, und zog den Bund meiner Hose ein Stück weit runter.

Sie sah mich entsetzt an. Um den Effekt zu verstärken, schoss mein Darm genau in diesem Moment eine weitere Bohne ab.

Ich errötete und stand da wie eine Tomate mit Körper.

Die Frau reichte mir wortlos den Toilettenschlüssel und schien einfach zu hoffen, dass ich da drinnen keine zu große Sauerei machen würde.

Es war eine absolute Sauerei. Crime-Szene-mäßig, nur mit Scheiße statt Blut. Es handelte sich um keine Behindertentoilette, was bedeutete, dass ich kein Waschbecken zur unmittelbaren Verfügung hatte. Ich sprintete also zwischen der Kabine und dem Waschbecken hin und her, in der Hoffnung, die Sanitäranlagen die nächsten zehn Minuten für mich alleine zu haben.

Als ich zehn Minuten später den Ort des Grauens verließ, sah ich, wie die nun leicht verstört wirkende Verkäuferin hinter der Kasse mit ihrer Kollegin tuschelte und beide einen Blick in meine Richtung warfen. Ich errötete erneut. Die Kollegin nickte, und anschließend schenkten mir beide ein aufmunterndes Lächeln.

Was? Sah ich da einen Hauch von Verständnis und Akzeptanz? Irre.

In diesem Moment wurde mir langsam etwas klar.

Mir musste diese Szene nicht peinlich sein. Das war nur so in meinem Kopf verankert, weil eben alles, was mit dem Thema Verdauung zu tun hat, so tabuisiert ist.

Tatsächlich schien die Verkäuferin einfach nur froh zu sein, dass es nicht ihr passiert war. Sobald ich die Wahrheit aussprach und sie nicht mit allen Mitteln zurückhielt, weil sie doch von der Gesellschaft als »peinlich« und »unangebracht« abgestempelt wurde, konnte diese Wahrheit mich nicht mehr verletzen.

Ich reichte ihr den Toilettenschlüssel und wünschte beiden frohe Weihnachten.

Es war ein durchaus drastischer Vorfall, der mich erneut zu dieser Erkenntnis führte, aber ich bin überzeugt, ein offenerer Umgang mit dem Thema Darm und Verdauung würde nicht nur das Leben vieler CED-Patienten erleichtern, sondern auch das Leben vieler anderer Menschen.

Jeder geht aufs Klo. Jeder muss mal ganz dringend. Jeder ist mal auf der Suche nach dem nächsten Klo.

Scham, auch vermeintliche Scham, verliert ihre Macht, sobald man sie ausspricht.

Ich ertappe mich selbst noch oft dabei, wie ich mich dem Muster unterwerfe, aus dem ich ja so gerne ausbrechen würde. Mir ist es meist, trotz fast zehnjähriger Beziehung, noch immer unangenehm, vor meinem Partner zu furzen, auch wenn die Bauchkrämpfe schon richtig übel wehtun. Auch ich greife nach meiner Handtasche, wenn ich im Restaurant mit Freunden die Toilette aufsuche, um meinen Darm zu entleeren. Oft habe ich mich panisch vergewissert, dass mein Stoma ja nicht irgendeinen Hauch von Geruch ausströmte, der unangenehm sein könnte.

Aber wie wäre es, wenn es nicht peinlich sein müsste, sollte es doch einmal passieren? Wie einfacher das Leben dann wäre. Wie viele Sorgen und Gedanken man sich sparen könnte. Ich denke hier vor allem auch an jeden Menschen, der einen zehnminütigen Fußmarsch auf sich nimmt, um die Toilette am Arbeitsplatz nicht benutzen zu müssen.

Scheißen wir doch einfach drauf, im metaphorischen und wortwörtlichen Sinne!

Die Evolution lag schon richtig, als sie dem Menschen die völlig freie und hemmungslose Liberalisierung der Verdauungsgewohnheiten abgewöhnte. Aber warum muss man sich dafür genieren, wenn der Körper etwas ganz und gar Natürliches tut?

Teuflische Nachbarn – Vagina meets Darm

Eine chronisch entzündliche Darmerkrankung ist ein sehr spezielles Schicksal und wer zudem dem weiblichen Geschlecht angehört, ist einmal im Monat gleich doppelt bestraft. There, I said it.

Es leuchtet jedem ein, dass eine chronische Erkrankung sich auch auf andere Bereiche des Körpers auswirken kann. Vor allem, wenn die Organe, von denen die Rede ist, zufällig auch noch unmittelbare Nachbarn sind. Der Verdauungstrakt und der weibliche Fortpflanzungsapparat sind genau solche Nachbarn.

Wie findet das nun die Produzentin der monatlichen Regelblutung, wenn die Nachbarin nebenan sich aufführt, als hätte sie nicht mehr alle Taschen im Schrank?

Viele Frauen stellen schon kurz nach der Diagnose mit einer CED fest, dass auch der Hormonhaushalt jetzt irgendwie verrückt spielt und die Regelblutung oft trotz Einnahme der Pille, die ja eigentlich für ein regelmäßiges Auftreten der Periode sorgen soll, zu spät kommt oder sogar komplett ausbleibt.

Panik tritt ein, Kita-Plätze werden reserviert. Doch eine unregelmäßige Monatsblutung in Kombination mit einer CED ist wirklich nicht überraschend und kann mehrere Gründe haben.

So kann eine chronische Entzündung im Darm die hormonelle Steuerung beeinflussen. Während eines Schubs haben daher viele Patientinnen Zyklusstörungen. Ist dieser vorbei, kommt die Periode meist wieder regelmäßig.

Was mir übrigens lange nicht bewusst war, obwohl es im Beipackzettel steht: Die Hormone, die bei der Pille letztendlich für die Verhütung sorgen, werden erst über den Darm verarbeitet, nicht irgendwo vorher im Magen. Hat man nun während eines Schubs Durchfall oder muss sich übergeben, ist die Wirkung der Pille futsch oder der Wirkstoff wird nur teilweise und nicht ausreichend vom Körper aufgenommen. Es sollte also – leidet man während eines Schubs unter Durchfall oder erbricht sich – immer zusätzlich verhütet werden. Auf Dauer ist es – natürlich in Absprache mit einem Gynäkologen – sinnvoll, auf ein Verhütungsmittel zu wechseln, das nicht vom Darm abhängig ist.

Ein weiterer Grund, warum bei CED-Patientinnen Unregelmäßigkeiten beim Zyklus auftreten können, ist die ständige Veränderung des Gewichts. Während eines Schubes nimmt man oft ab, unter der folgenden Remission dann meist wieder zu. In den vergangenen zwölf Jahren hatte ich Gewichtsschwankungen zwischen 44 Kilo bis zu 62 Kilo. 18 Kilogramm Unterschied – bonjour, Dehnungsstreifen! Werden die Fettreserven im Körper während eines Schubs abgebaut, kann ab einem bestimmten Untergewicht nicht ausreichend Östrogen produziert werden, das nötig ist, um den Menstruationszyklus einzuleiten. Auch eine längere Einnahme von Kortison kann dazu führen, dass aufgrund von Veränderungen im Körper die Monatsblutung ausbleibt oder unregelmäßig auftritt.

Wie bereits angesprochen, hat fast ein Drittel der Frauen kurz vor Beginn der Regelblutung mit Durchfällen und Bauchkrämpfen zu kämpfen. Wirklich fair. Besonders betroffen sind diejenigen, die an einer chronisch entzündlichen Darmerkrankung oder dem Reizdarmsyndrom leiden, was dazu führt, dass sich die üblichen Symptome verstärken.

Generell sorgt hier eine regelmäßige Einnahme der Antibabypille für eine Linderung der Symptome. Verhütungsmittel auf Hormonbasis regulieren die Anzahl an Prostaglandinen, die wir während der Menstruation produzieren und die Krämpfe verursachen können. Sollte man die Pille aus gegebenen Gründen jedoch eher meiden, kann auch eine ballaststoffreiche Ernährung von Vorteil sein. Helfen kann auch der gute alte Freund Ibuprofen, ein Schmerzlinder und altbewährter Prostaglandine-Hemmer.

Wer allerdings glaubt, damit sei der Albtraum der weiblichen CED-Patientinnen vorbei, hat sich geirrt.

Rektovaginale Fisteln – die Inkarnation des Bösen

Ein normaler, gesundheitlich nicht vorbelasteter Mensch würde eventuell zuerst meinen, man hätte sich geirrt. Manchmal kommt es ja vor, dass man sich beim Abwischen nach Verrichten des großen Geschäfts etwas ungelenk anstellt.

Ich hingegen rief in panischer Angst meine Mutter an und schrie förmlich durchs Telefon, dass es jetzt endgültig vorbei wäre mit mir.

Sogar jetzt, einige Zeit nach dem Vorfall, fällt es mir schwer, darüber zu schreiben. Schwerer als über Notoperationen und wie ich mich in der Öffentlichkeit eingekackt habe.

Wovon ich rede? Rektovaginale Fisteln.

Vereinfacht gesagt bildet hier die Fistel einen »Kanal« vom Darm hin zur Vagina. Das häufigste und mit Abstand grauenhafteste Symptom einer solchen Fistel ist das unkontrollierbare Ausscheiden von Stuhl und Gasen über die falsche Öffnung.

Meine Mutter versuchte in ihrer gewohnt gefassten Art, mich zu beruhigen, vielleicht hätte ich mich ja nur getäuscht.

Ich war nicht überzeugt. Kaum hatte ich meine Mutter aus der Leitung gekickt, wählte ich nicht weniger panisch die Nummer meines Gynäkologen und erweckte wohl das Mitleid der sehr verständnisvollen Sprechstundenhilfe, die mir gleich am nächsten Morgen einen Termin zusagte.

Vaginale Fisteln treten eigentlich hauptsächlich bei Frauen in Entwicklungsländern auf. Bei langen Geburten ohne ausreichend medizinische Aufsicht können sogenannte Drucknekrosen der Vaginal- und Darmwand entstehen. In der westlichen Welt hingegen beobachtet man diese Fisteln nach einer Chemo-Strahlentherapie der Unterleibsorgane oder eben bei Morbus Crohn.

Es ist extrem wichtig, sofort einen Arzt aufzusuchen, sollte sich der Verdacht auf eine Fistel erhärten. Durch einen Gynäkologen oder auch ein MRT kann in der Regel zügig festgestellt werden, ob es eine Verbindung zwischen Darm und Scheide gibt. Manchmal erfolgt auch eine Diagnose über das Einführen einer blauen Flüssigkeit in den Darm. Wird diese anschließend auch über die Vagina ausgeschieden, kann man sich sicher sein, dass eine Verbindung zwischen Darm und Scheide besteht.

Sollte dies der Fall sein, wird meist sobald wie möglich operiert. Aufgrund diverser Keime und Bakterien, die durch eine Fistel ihren Weg in den Vaginalbereich finden, kann es dort schnell zu einer schweren Entzündung kommen. Je nach Ausmaß der Fistel muss eventuell ein Ileostoma angelegt werden, um den Stuhl vorzeitig abzuleiten und den Fistelbereich zu beruhigen. Ist alles abgeheilt, wird das Stoma dann meist nach zwei bis drei Monaten wieder zurückverlegt.

Als ich am nächsten Morgen nach einer Horrornacht mit viel »Dr. Google« und wenig Schlaf bei meinem Frauenarzt ins Behandlungszimmer stürzte, war ich noch immer völlig aufgelöst. Auch mein Gynäkologe schien milde besorgt, meinte er doch, dass Fisteln dieser Art bei Patienten mit einem langjährigen Morbus Crohn leider keine absolute Seltenheit seien.

Eine nervenzerreißende Untersuchung und viele Tränen später konnte er mich jedoch beruhigen – nichts wies auf eine vaginale Fistel hin.

Ich blieb, trotz Erleichterung, weiter skeptisch. Über die nächsten Jahre sollten noch drei, vier weitere Vorfälle folgen, bei denen ich mir sicher war, doch eine Fistel zu haben. Bisher hatte sich der Verdacht allerdings nie bestätigt.

Es schadet dennoch nicht, ein Auge auf dieses völlig absurde Szenario zu behalten. Man mag gar nicht daran denken, doch es tritt bei weiblichen CED-Patientinnen leider häufiger auf, als dass es nicht vorkommt. Und ist es tatsächlich der Fall, ist ein schnelles Handeln absolut notwendig.

Ich will ein Kind von dir – good to know

Kinder sind schon irgendwie der Hammer. Die Vorstellung, eines Tages, also irgendwann mal, einen Mini-Mark – oder, besser noch, ein Mini-Me – zu Hause herumlaufen zu sehen, hilft mir durch schlimme Zeiten. Doch gleichzeitig stimuliert eben genau diese Vorstellung eine Angst, die mir ständig im Hinterkopf schwebt: Familienplanung und eine chronisch entzündliche Darmerkrankung – ist das überhaupt möglich?

Grundsätzlich steht einem Kinderwunsch trotz einer chronisch entzündlichen Darmerkrankung nichts im Wege. Der günstigste Zeitpunkt für eine Schwangerschaft ist logischerweise, wenn die Erkrankung sich ruhig verhält. Natürlich kann man nie genau sagen, wann der nächste Schub eintritt, aber keinesfalls ist zu empfehlen, während eines akuten Schubes schwanger zu werden.

Es gibt keine Hinweise, dass eine CED einen Einfluss auf die Fruchtbarkeit beider Geschlechter hat, wenn sie sich in Remission befindet. Bei Frauen könnten durch Operationen entstandene Verwachsungen im Bauchraum eine Schwangerschaft erschweren, aber sie keinesfalls unmöglich machen – selbst mit einem Ileostoma kann man rein theoretisch schwanger werden und ein Kind gebären.

Nun ist man wie gesagt im idealsten Fall während einer beschwerdefreien Phase schwanger. Sollte nun dennoch ein plötzlicher Schub auftreten, ist es beruhigend zu wissen, dass eine medikamentöse Behandlung mit ausgewählten Arzneimitteln während der Schwangerschaft unter strenger ärztlicher Aufsicht ohne Bedenken möglich ist.

Horrorgeschichten, dass Elternteile mit einer CED ganz sicher auch Kinder mit dieser Erkrankung zeugen, sind übrigens absolut unwahr. Dass die Genetik einen gewissen Einfluss auf den Spross auch im Hinblick auf eine CED hat, ist leider so. Allerdings wird die Krankheit nicht direkt vererbt. Was weitergeben wird, ist die Veranlagung dazu. Trotz eines leicht erhöhten Risikos kann also nicht genau abgeschätzt werden, ob es auch wirklich zur Erkrankung kommt. Generell kann man von folgenden Wahrscheinlichkeiten ausgehen: Bei einem Elternteil mit Morbus Crohn liegt das Risiko für das Kind, ebenfalls daran zu erkranken, bei bis zu zehn Prozent. Haben Vater und Mutter Morbus Crohn, liegt die Gefahr schon etwas höher bei etwa 36 Prozent. Risiken bestehen also immer, aber das gilt ebenso für andere Krankheiten. Den Kinderwunsch mit dem Arzt genau abzusprechen, wird allerdings dringend empfohlen.

DU SIEHST JA GAR NICHT KRANK AUS

Es ist vermutlich der Satz, den jede Person, die an einer unsichtbaren Krankheit leidet, schon viele Male zu hören bekommen hat, sei das eine chronisch entzündliche Darmerkrankung, Arthritis, Lupus erythematodes oder Hashimoto – alles Autoimmunerkrankungen. »Du schaust ja gar nicht krank aus.«

Großes Augenrollen. Großer Seufzer.

»Aber warum stört dich das denn, wenn das jemand zu dir sagt? Wäre es dir lieber, wenn du zu hören bekämst, wie schrecklich krank du aussiehst?«, wird im Gegenzug dann auch oft gefragt.

Und das ist eigentlich eine berechtigte Frage.

Um ehrlich zu sein, sehe ich es sogar als eine der wenigen positiven Seiten meiner Krankheit an, dass ich mir aussuchen kann, wann ich über sie rede und wann nicht. Es ist, auf eine ganz bizarre Art und Weise, ein Luxus, einen Kackbeutel oder eine Narbe an einer Stelle zu haben, an der man sie, wenn man das will, vor der Welt verbergen kann.

Warum stören sich dann viele Kranke, mich eingeschlossen, so sehr daran, diesen Satz zu hören? Es stimmt ja, eigentlich ist es doch schöner, gesund auszusehen als krank.

Die Antwort ist sehr einfach. Es stört nicht die eigentliche Aussage, man sehe nicht krank aus. Im Gegenteil. Ich freue mich immer sehr, wenn mir jemand ein Kompliment zu meinem Äußeren macht. Nach vielen Jahren oder vielleicht auch erst nach ein paar Monaten, in denen man mit einer nach außen hin unsichtbaren Krankheit gekämpft hat, entschließt man sich aber eines Tages dazu, dass es durch die ganze Geheimniskrämerei auch nicht leichter wird. Irgendwann macht man den großen Schritt und bricht das Tabu, das man sich teils selbst auferlegt hat. Und dann, triefend vor salopper Ungläubigkeit und Zweifel, kommt eben viel zu oft der Satz:

»Du siehst ja gar nicht krank aus.«

Ich fragte mich anfangs oft, wie ich denn aussehen sollte. Wie stellen sich Menschen kranke Mitmenschen vor? Dünn, zerbrechlich, in Joggingklamotten, blass, womöglich im Rollstuhl? Kurz: jedes überholte Klischee, das in diesem Zusammenhang auch nur irgendwie bedient werden könnte.

Doch nicht jede Behinderung ist sichtbar.

An dieser Stelle eine kleine Alternative, wie Mitfühlende stattdessen reagieren könnten: »Hey, ich glaube dir total, das klingt alles wirklich schlimm. Ich kann das auch gar nicht nachvollziehen.« Bei der ersten Variante schwingt hingegen unbestreitbar immer dies mit: »Schau dir die an, die kann doch gar nicht krank sein. Wahrscheinlich einfach ein totaler Hypochonder und süchtig nach Aufmerksamkeit.« Als wäre es wirklich absolut unmöglich, krank zu sein, ohne äußerliche Merkmale aufzuweisen.

»So schlimm kann es doch nicht sein.«

Kann es aber.

Ich, mein Darm und die anderen

Ich wünschte, ich könnte sagen, dass jener Satz und alles, was er impliziert und mit sich bringt, mich bisher nicht weiter beschäftigt hat.

Meine Mutter hatte mich von klein auf gelehrt, mich immer in die Lage meines Gegenübers zu versetzen, bevor ich etwas sage, das ich später bereuen könnte.

Ich mochte den Rat meiner Tante eigentlich etwas lieber: »Bevor du dich selbst anzweifelst, vergewissere dich erst mal, dass dein Gegenüber nicht einfach ein totales Arschloch ist.« Oder irgendwie so in der Art.

Aber stößt mir nun jemand vor den Kopf, indem er andeutet oder gar freiheraus sagt, er würde es nicht so wirklich glauben, dass ich tatsächlich so krank sei, atme ich erst mal tief durch.

Nur die Ruhe bewahren. Okay, und jetzt ganz professionell und objektiv sich in die Lage desjenigen versetzen, der nach jahrelanger Krankheit knapp dem Tod entgangen ist.

In der Regel versuche ich dann meinem Gegenüber kurz und knapp zu erklären, worum es sich bei Morbus Crohn handelt.

Die Reaktionen auf meine Crohn-Erklärungsstunde variieren üblicherweise.

»Aber in deinen Facebook-Posts siehst du doch immer so glücklich aus.«

Ich mache mir eine mentale Notiz, meinen nächsten Nervenzusammenbruch auf Facebook zu dokumentieren.

»Na, das klingt ja echt doof. Aber wenigstens ist es kein Krebs«, ist auch eine wirklich sehr beliebte Variante.

Oder sehr häufig:

»Ich hatte mal 'ne Magen-Darm-Grippe, als ich im Urlaub war. Ich kann dich also echt verstehen.«

Eigentlich schon mal gar nicht so schlecht. Jetzt müsste man sich nur noch vorstellen, man hätte diese Magen-Darm-Grippe teilweise monatelang am Stück, ohne wirkliche Vorwarnung, zu den ungünstigsten Zeitpunkten, das ganze Leben lang. Dann könnte man es vielleicht wirklich verstehen.

Und manchmal doch ein Lichtblick:

»Oh wow, ich hatte wirklich keine Ahnung, dass du das durchmachen musstest. Ich kann es wahrscheinlich nicht nachvollziehen, aber Hut ab, dass du dich nicht unterkriegen lässt. Und immerhin siehst du echt gar nicht krank aus.«

Da, genau da haben wir es doch. Die gleiche Aussage, jetzt völlig in Ordnung. Aufbauend, ermutigend, ein Kompliment. Fügt man jedoch ein »Aber du siehst ja nicht mal krank aus« zu den anderen Varianten hinzu, reicht es einem schon wieder.

Mir ist klar, dass niemand über alle Krankheiten dieser Welt und deren Auswirkungen Bescheid wissen kann. Es wird mir allerdings wohl für immer ein Rätsel bleiben, wie manche Krankheiten von Grund auf mit einer solchen Skepsis und beinahe Feindlichkeit aufgenommen werden können.

Ein weiteres Beispiel wäre hier unsere Psychohygiene. Über die eigene mentale Gesundheit zu reden, bedeutet immer noch eine Überwindung. Bestseller wie Matt Haigs *Ziemlich gute Gründe, am Leben zu bleiben* sensibilisieren unsere Gesellschaft und helfen, einen besseren Einblick in das Seelenleben von Menschen mit psychischen Erkrankungen zu geben. Trotzdem ist es noch immer ein viel zu großes Tabuthema, was für die Betroffenen wirklich alles andere als hilfreich ist.

»Reiß dich doch zusammen, dir geht es doch eigentlich so gut«, bekommt man hier oft zu hören.

Man solle sich darauf konzentrieren, was gut läuft im eigenen Leben. So, als könne eins das andere wiedergutmachen.

Wie hängt das aber nun mit einer chronisch entzündlichen Darmerkrankung wie Morbus Crohn zusammen? Oft wird nicht bedacht, dass chronische körperliche Erkrankungen und psychische Erkrankungen wie Depressionen sehr häufig Hand in Hand gehen. In Deutschland leidet ein Großteil aller CED-Betroffenen im Laufe des Lebens an einer schweren Depression, die in unmittelbarem kausalen Zusammenhang mit der Grunderkrankung steht.

I am what I am: Mutiger Hosenscheißer

»Würdest du dich selbst als mutig bezeichnen?« Eine Frage, die mich vor einem großen Publikum einmal ganz kurz zum Stutzen brachte.

Bin ich eine mutige Person? Ist es »Mut«, wenn man eine Situation bewältigt, mit der man ganz einfach konfrontiert wurde, ohne dass man eine Wahl hatte? Was überhaupt ist Mut? Ich scannte mein Gehirn nach irgendwelchen abgenutzten opportunistischen Zitaten über Mut, aber die Treffersuche schlug fehl.

»Mutig? Ja, ähm, gute Frage, ich denke … hm, ja, eigentlich schon.«

Aber, um ganz ehrlich zu sein, die meiste Zeit habe ich einfach nur Angst. Und ist ängstlich nicht eigentlich das Gegenteil von mutig?

Niemand mag das Gefühl von Ungewissheit. Ob im Beruf, in einer Beziehung oder eigentlich auch in jedem anderen Bereich des Lebens. Je mehr man es kontrollieren und nach den eigenen Vorstellungen beeinflussen kann, desto besser.

Lebt man mit einer chronischen Krankheit, gewinnen Kontrolle und Ungewissheit ein völlig neues Maß an Bedeutung. Ohne viel dagegen tun zu können, verliert man immer wieder für Tage, Wochen oder auch Monate das Privileg, über sein eigenes Leben zu bestimmen. Oft ganz ohne Ankündigung reißt einem ein plötzlicher Schub den Boden unter den Füßen weg und krallt sich alles, was einen als Person, als Menschen ausmacht.

Und dann ist da noch diese Angst.

Körperliche Beschwerden kommen und gehen. Schübe kommen und gehen. Doch was oft dauerhaft bleibt, ist die Angst. Irrational auch in ihrer Natur, keine Angst ist rational.

»The only thing to fear is fear itself«, wie der Typ aus der Supermarktwerbung beim Kauf des billigen Tiefkühlhacks so schön sagt.

Es mag logisch erscheinen, dass es nicht gesund ist, sich diversen Was-wäre-wenn-Szenarien hinzugeben. Ganz besonders nicht, wenn man an einer chronischen Erkrankung leidet. Viele Was-wäre-wenn-Szenarien enden hier nämlich mit dem Tod.

Aber leichter gesagt als getan.

Denn da gibt es die ständige Angst vor einem weiteren Schub, die so groß ist, dass man sich oft tagelang weigert, den Arzt anzurufen, in der Hoffnung, es könnte auch von alleine wieder besser werden. In der Realität wird es meistens von Tag zu Tag schlimmer.

Dann ist da die Angst, nie wieder ein selbstständiges, unabhängiges Leben führen zu können. Die einfachsten Dinge erscheinen auf einmal die allergrößten Hürden des Lebens zu sein. Mit dem Verlust der Kontrolle und Unabhängigkeit über den eigenen Körper geht oft einher, dass man komplett auf eine andere Person angewiesen ist. Alltägliche Dinge sind nicht mehr alleine zu bewältigen.

Dicht dahinter folgt die altbekannte Angst, eine zu große Last zu sein. Eine zu große Last für den Partner, eine zu große Last für die Eltern, eine zu große Last für Freunde und Bekannte. Die Angst, nie einen Beruf behalten zu können, ohne durch allwöchentliche Fehlzeiten zu glänzen.

Die Angst, nie ein Kind zu haben. Oder, wenn man bereits Kinder hat, die Angst, was es für ihr Leben bedeutet, wenn diese mit einem kranken Elternteil aufwachsen.

Die Angst, nie wieder man selbst zu sein. Die Angst, dass man zuerst immer ein Patient sein wird und auch immer als solcher gesehen werden wird. Eine kranke, bemitleidenswerte Person.

Und da ist dann noch der dunkle Nebel.

Man spürt es in der Regel schon eine ganze Weile, dass die Dinge langsam aus den Fugen geraten, meistens schleichend. Morgens fällt es einem schwerer, aus dem Bett zu kommen. Man ist unmotiviert. Sogar die Dinge, die einem sonst Freude bereiten, erscheinen langweilig und banal. Man isoliert sich und irgendwo in den Schatten der eigenen Wohnung lauert eine unbekannte und doch vertraute Gefahr. Ganz undefinierbar nimmt sie langsam und stetig Form an. Man fühlt sich einfach nur überwältigt. Ein Gefühl, das alle anderen Gefühle verdrängt und die Gedanken erbarmungslos dominiert.

Schlägt diese Angst in voller Bandbreite zu, kann man kaum noch atmen und verliert jeglichen Bezug zur Realität und dem Alltag außerhalb der eigenen vier kranken Wände.

Aber was ist nun Mut? Körperliche Schmerzen zu ertragen? Vom Zehn-Meter-Turm zu springen? Einen Bären zu erlegen?

Es gibt Sachen, bei denen fehlt einem einfach lange die Kraft, darüber zu sprechen. Man weiß nicht, wie man sie in Worte fassen kann. Ganz im Gegensatz zu einer körperlichen Erkrankung, die in irgendeiner Art und Weise doch greifbar ist, sind seelische Leiden etwas, die man oft lange nicht fassen kann. Man gesteht sich womöglich ab einem gewissen Punkt ein, dass es einem nicht so wirklich gut geht. Manche Tage sind besser, manche Tage sind schlechter. Aber darüber zu sprechen ist immer schwierig.

Mut ist für mich, sich den dunklen Gedanken zu stellen, die uns die Angst vorspielt. Sie loszuwerden, auszusprechen, niederzuschreiben. Ihnen eine Stimme zu geben und damit die Macht über die eigene Gedankenwelt zu entziehen und selbst wieder das Kommando zu übernehmen.

Es ist nicht peinlich, um Hilfe zu bitten.

Oft besteht ein Ungleichgewicht in unseren Gehirnen, das sich mit Medikamenten manchmal gut behandeln lässt. Oft will man einfach nur reden, und ein Therapeut oder Freund, der zuhört, kann dabei eine gute Unterstützung sein.

Alles völlig okay. Es ist okay, sich Hilfe zu suchen. Denn was ist die Alternative? Sich »zusammenzureißen«?

Manchmal denke ich mir, ich habe wirklich jeden Grund, einen völligen Sprung in der Schüssel zu haben. Man denkt bei einer chronischen Erkrankung des Körpers zunächst nur an die Symptome, die sich in diesem manifestieren. Aber Körper und Kopf lassen sich nicht so leicht trennen. Wissenschaftler argumentieren, dass schwere chronische Erkrankungen eine ganz eigene Art von Trauma darstellen, auf der gleichen Ebene wie der Tod eines Partners oder das Überleben einer Naturkatastrophe. In diesen Fällen würde es niemanden verwundern, wenn Betroffene sich professionelle Hilfe suchen. Geht aber jemand mit einer unsichtbaren chronischen Erkrankung wie einer CED zum Psychologen oder Psychotherapeuten, wird einem schon mal ein schräger Blick zugeworfen.

Egal. Völlig egal.

Nichts ist wichtiger als die eigene Gesundheit. Viele Menschen leiden in Stille. Haben niemanden, die ihren Fortschritten applaudieren. Sie wachsen in aller Heimlichkeit. Auch das ist okay. Aber es ist nicht verwerflich, nach Hilfe zu fragen, in welcher Form auch immer diese einem dann zukommen mag.

Einmal Zufriedenheit mit Optimismus, bitte

»Wie bist du eigentlich immer so gut drauf, trotz der ganzen Sache?«

Bin ich nicht. Nach einer gewissen Zeit meistert man es zwar, sich in Sekundenschnelle – eigentlich Oscar-reif – auch in der schrecklichsten Situation ein Lächeln aufs Gesicht zu kleistern. Aber hinter der Fassade ist ja bekanntlich nicht immer alles so schön, wie es nach außen hin scheint.

Irgendjemand, und das war noch vor meiner Diagnose, sagte mir einmal: »Glücklich zu sein, dazu muss man sich eigentlich nur entscheiden. Glücklich zu sein ist eine Wahl, die wir treffen können.«

Ich sah ihn verdutzt an. So einfach sollte das also sein? Wirklich alles scheiße, aber morgens wacht man auf und legt einen Zufriedenheitsschalter um, und damit ist der Käse gegessen?

Acht Jahre später bin ich überzeugt, dass er damit – natürlich ganz vereinfacht gesagt – schon irgendwie recht hatte. Ganz egal, was wir durchmachen, wie dunkel und aussichtslos alles erscheint: Wenn man sich dazu entscheidet und die Wahl trifft, glücklich zu sein, dann ist das zumindest der erste notwendige Schritt in die richtige Richtung. Selbst der Entschluss, sich für den Versuch, glücklich zu sein, zu entscheiden, ist schon mal besser als jede andere Alternative.

Als ich nach einer meiner Operationen völlig überwältigt und unfähig, mich zu bewegen, im schwach beleuchteten Krankenhauszimmer lag, kamen mir diese Worte wieder in den Sinn.

Wie ein psychotischer Massenmörder in einem Horrorfilm lachte ich laut und wiehernd auf. Eine gefährlich zynische und verbitterte Stimmung hatte mich gefangen genommen.

Ich war mittlerweile eher Ende als Mitte 20. Mein Lebenslauf bestand aus großen krankheitsbedingten Lücken. Stand der Dinge: Ich war arbeitsunfähig, lebte von erspartem Geld und auf Kosten meiner Eltern. Ich war vollgepumpt mit toxischen Medikamenten, die es von vornherein unmöglich machten, über die Gründung einer eigenen Familie auch nur nachzudenken. Ich war unfähig, alleine aufzustehen. Die natürlichsten Dinge der Welt wie Duschen oder Sitzen konnte ich nicht allein meistern. Mein Darm lugte durch ein Loch aus meiner Bauchdecke heraus. Die bevorstehende Rehabilitation würde ein großes Stück Arbeit werden, das mir nicht nur körperlich, sondern auch geistig und seelisch alles abverlangen würde. Und das alles unter den abschätzenden und urteilenden Blicken vieler, die noch immer der Überzeugung waren, mit Morbus Crohn könne man schon zurechtkommen und ich würde mich nur »anstellen«.

In den vergangenen zwölf Monaten schien alles, wovor ich mich mein Leben lang gefürchtet hatte, seinen Höhepunkt erreicht zu haben, und ich eilte nun mit Lichtgeschwindigkeit auf den Abgrund zu.

Ich fühlte mich schrecklich einsam. Als wäre ich der erste Mensch auf dieser Erde, dem es so schlecht ging. Niemand konnte mein Leid verstehen.

»Du musst das nicht allein durchstehen«, liest man immer wieder in den einschlägigen Broschüren für Patienten. So ein Blödsinn. Im Endeffekt ist man doch letztendlich immer auf sich selbst gestellt.

Aber man kann dir zumindest einen kleinen Teil der Last abnehmen, erinnerte mich die kleine, nervige, klugscheißende Stimme im Hinterkopf.

Meine Zimmernachbarin erzählte mir parallel detailliert von ihrem Hirntumor, der erst vor wenigen Wochen entfernt worden war. Sehr schwere Kost, aber ich hörte ihr nur mit einem halben, womöglich sogar nur einem Viertel Ohr zu und merkte, wie abgestumpft ich war. Ich konnte kein Mitgefühl für sie verspüren und war bis auf die Haut gereizt, als sie mir zum zehnten Mal erzählte, wie schlecht es ihr ging.

Mir geht es doch auch schlecht, wollte ich ihr am liebsten laut entgegenschreien. Ich konnte für niemanden Empathie empfinden außer für mich selbst. Eine gefährliche Kombination. Im nächsten Moment schämte ich mich dafür, schämte mich, so eine egozentrische Person geworden zu sein.

Gut, wenigstens bist du noch nicht ganz verloren, war die Stimme wieder da.

Ich war weder der erste noch der letzte Mensch auf dieser Erde, dessen Gesundheit ihm Externsteine in den Weg legte.

Und jetzt reiß dich zusammen, du jämmerliche Kuh!, meldete sich die Stimme erneut.

Aber manchmal ist das nicht so einfach. Ich verstehe das Prinzip, ich bin nicht total blöd. Natürlich ist man nicht der einzige Mensch, dem es schlecht geht. Krankheit, Todesfall oder eine Trennung, es erwischt jeden früher oder später einmal. Aber manchmal fühlt es sich dabei einfach an, als wäre das Leben wirklich komplett gegen einen.

Ich bin doch noch so jung!, war auch einer der häufigsten Gedanken, die sich immer wieder in mein Bewusstsein drängten. Oder zumindest relativ jung. Die Frau im Bett nebenan war verheiratet und hatte erwachsene Kinder. Als sie erkrankte, hatte sie einen großen Teil ihres Lebens bereits hinter sich. Sie hatte gelebt.

Aber Kinder zu haben und krank zu sein bringt wieder ganze neue Herausforderungen mit sich, erinnerte mich die Stimme.

An etwas Positives zu denken, erscheint in solchen Momenten einfach unmöglich. Die eigenen Sorgen und die Sorgen der Welt stauen sich an und bilden einen großen Berg, der von einer Sekunde auf die andere einfach nicht mehr zu überblicken ist.

Niedergeschlagen zu sein hingegen fühlt sich ganz natürlich und beinahe gut an, und, um ehrlich zu sein, das ist es auch manchmal. Es ist okay, sich ab und an zu bemitleiden. Solange es dann irgendwann auch wieder gut ist. Ich hielt mich letztendlich in diesem Moment zurück und schrie die

Frau im Bett nebenan nicht an. Vielleicht ging es ihr ja genauso, und sie musste gerade mit aller Kraft einen Schreianfall in Richtung der genervt wirkenden Göre nebenan zurückhalten.

Ich nahm mein Handy und googelte – die zynisch hämischen Gedanken möglichst ignorierend – nach Artikeln zum Thema Optimismus und Zufriedenheit. Die Trefferzahl war wieder einmal überwältigend. Die meisten behaupten, dass positive Gedanken und Gefühle die Folgen von stressigen und negativen Erfahrung ausgleichen können.

Ich verdrehte meine Augen.

Extrem wichtig sei es erst einmal, so die Studien, dass wir netter zu uns selbst sind. Man gehe mit niemandem so hart ins Gericht wie mit sich selbst.

Stimmt irgendwie.

Was keine schlechte Sache per se sei, nur so entwickle man sich stetig weiter und stagniere nicht, in welchem Bereich des Lebens auch immer. Aber gerade in Momenten, in denen man sich absolut wertlos fühle und alles aussichtslos scheine, sei es wichtig, sich selbst vor Augen zu führen, was man im Leben habe und was man an sich selbst möge. Irgendwas gäbe es da doch immer.

Ich legte mein Handy beiseite und schloss die Augen. Mein Arm schmerzte von der kleinen Anstrengung und zu viel Internet war sowieso immer erschöpfend.

Unweigerlich dachte ich über das nach, was ich gerade gelesen hatte. Ich bezweifelte, dass es mir in meiner gegenwärtigen Situation helfen würde.

Aber … was hatte ich schon zu verlieren? Meinen Zynismus und meine Verbitterung? Zögerlich startete ich einen Versuch.

Um ehrlich zu sein, diese spontane mentale Übung wirkte nur bedingt. Vielleicht ging ich es auch einfach falsch an. Krankenhäuser haben jedenfalls so ihre ganz eigene Aura, alles immer noch etwas hoffnungsloser erscheinen zu lassen, als es wirklich ist. Dabei sind sie doch eigentlich ein Ort der Hoffnung und Wunder. Wir leben in einem Land, in dem uns durch die gesetzliche Krankenversicherung eine medizinische Behandlung garantiert wird. Allein das ist schon ein Grund zur Dankbarkeit.

Die Übung entfaltete also nicht ihre volle Kraft, aber sie half mir, alles ein bisschen relativer zu sehen. Die guten Dinge im Leben machen die schlechten nicht wett, klar. So einfach geht es leider nicht, also zumindest nicht bei mir. Aber allein der Gedanke, wie viel schlimmer es ohne die guten Dinge wäre, machte mir deutlich, dass alles schon irgendwie in Ordnung sei.

Ich hasse es, wenn mir jemand sagt, es könnte noch schlimmer sein. Ist mir schon klar, es geht immer schlimmer. Aber als Betroffener einer chronischen unheilbaren und teilweise lebensbedrohlichen Erkrankung kann man guten Gewissens behaupten, es geht auch meistens noch besser. Sich dieser beiden Positionen neutral bewusst zu sein, darauf kommt es letztendlich an.

Ein kurzer Moment der Zufriedenheit und des Glücks befreit uns natürlich nicht von Gefühlen der Hoffnungslosigkeit. Aber eine positive Einstellung zu haben oder es zumindest zu versuchen, ist immer noch besser, als in negativen Gefühlen zu schwelgen. Indem man gute Momente, – seien es ein feuchter Nasenstups des geliebten Vierbeiners oder zehn Minuten an der frischen Luft mit der Sonne im Gesicht – bewusst in den dunklen Alltag integriert, gibt man sich wenigstens die Möglichkeit, glücklich zu sein.

Sind wir uns das nicht irgendwie schuldig?

An jenem Abend, weit weg von zu Hause und allem, was mir lieb ist, halfen jene Gedanken nicht, mich komplett aus meinem Loch zu holen. Aber sie wärmten den kalten Raum und lenkten doch zumindest kurzzeitig ab von Schmerzen und Sorgen.

Irgendwie geht es weiter. Und es ist okay, sich ab und zu selbst zur höchsten Priorität zu machen.

Auf meinem Nachttisch lag ein Outdoor-Magazin, das mir ein Besucher wenige Stunden zuvor vorbeigebracht hatte. Auf dem Cover war ein schneebedeckter Berg Österreichs zu sehen, mächtig, majestätisch, riesenhaft. Ich hatte in diesem Moment nicht mal genug Kraft, das Magazin lange genug zu halten, um den dazugehörigen Beitrag zu lesen.

Aber wenige Monate später stand ich auf diesem Berg.

Freunde mit gewissen Eigenschaften

In letzter Minute Pläne im Freundeskreis abzusagen ist nie cool. Kommt aber bei einer chronischen Erkrankung öfter vor, als man es sich eingestehen möchte. Es gibt Phasen, da sehe ich meine Ärzte öfter als meine Freunde. Das Personal am Empfang und ich sind nicht selten per Du, beim Betreten und Verlassen der Praxis nicken wir uns zu wie Busfahrer beim Schichtwechsel.

Ich verstehe es: Es kann extrem frustrierend sein, wenn von derselben Person immer und immer wieder in letzter Minute ein

Anruf oder – die bequemere, wenn auch feigere Variante – eine SMS kommt, dass sie es nicht zur vereinbarten Verabredung schaffen würde. Manchmal kann ich mir es richtig vorstellen, wie die Person am anderen Ende die Augen rollt und sich denkt: Ey, typisch. Ich würde ab einem gewissen Punkt vermutlich genauso reagieren. »Mal schauen, Bock hätte ich schon« bedeutet übrigens so gut wie immer »wird sicher nichts«.

Die Hochphase dieser Absagen war zu Beginn und im ersten Jahr nach meiner Diagnose. Meine Ausreden variierten natürlich ganz geschickt in ihrem Inhalt. Manchmal hatte ich angeblich vergessen, mich auf eine wichtige Präsentation in der Uni vorzubereiten, und musste noch eine letzte Nachtschicht einlegen. Ab und zu packte ich auch mal den guten alten Wasserrohrbruch aus. Gut, dass nie jemand anbot, bei der nicht existierenden Überschwemmung im Badezimmer zu helfen, sonst wäre mein Ausredengeflecht sofort aufgeflogen.

Die wahren Gründe waren und sind natürlich immer komplett andere: plötzlich auftretende Gelenkschmerzen, Müdigkeit oder – der Klassiker – man kommt einfach nicht von der Schüssel weg.

»Sag halt einfach die Wahrheit, die verstehen das schon«, drängte mich Mark vom ersten Tag an.

Es wäre wahrscheinlich einfacher gewesen. Aber meiner damaligen Logik zufolge nicht.

Es ist ein riesiger Schritt, mit einer lebenslangen chronischen Krankheit an die Öffentlichkeit zu gehen, selbst wenn es zunächst »nur« um den Freundeskreis geht. Einmal ausgesprochen, lässt sich so etwas nicht mehr zurücknehmen.

Und es war nicht so, als würde ich über einen Beinbruch reden, der nicht verheilen will. Es ging um eine Erkrankung des Verdauungssystems, die noch nicht mal ich wirklich verstand. Alles, was meine Freunde also hören würde, wäre: »Die scheißt teilweise stundenlang, und das tut dann weh.«

Also ging es weiter mit den Ausreden.

Natürlich flog die ganze Sache früher oder später auf. Rückblickend gesehen ist so eine missverstandene Krankheit übrigens ein wunderbares und extrem wirkungsvolles und akkurates Werkzeug, um falsche Freunde von richtigen zu unterscheiden.

Aber im ersten Moment tut das einfach nur weh.

Und es ist natürlich keine leichte Sache, mit einer chronisch kranken Person befreundet zu sein. Ich bin wirklich nicht immer der zuverlässigste und aufmerksamste Mensch auf diesem Planeten. Doch gerade deswegen ist es irgendwann einfach an der Zeit, Freunde und enge Bekannte »einzuweihen«. Man fragt sich dann natürlich, wie man das am besten angehen könnte. Vielleicht mit einer förmlichen Rundmail?

Hey, ich verbringe aufgrund einer chronischen Darmerkrankung eigentlich den Großteil des Tages auf der Toilette. Um genau zu sein, schreibe ich dir diese E-Mail, während ich auf dem Klo sitze und …

Passt irgendwie nicht so.

Bevor man die »Bombe« platzen lässt, sollte man sich erst einfach mal überlegen, wem man es denn gerne erzählten möchte, oder wer es auch wirklich wissen sollte. Nicht jede Bekanntschaft oder Kollegin muss unmittelbar davon erfahren. Engere Freunde hingegen haben von einem gewissen Punkt an wohl sowieso schon ihre Vermutungen, dass etwas nicht in Ordnung sein kann. Eine meiner größten Ängste war es, dass plötzlich »hinter meinem Rücken« über mich getuschelt werden könnte. Es beruhigte mich also zu wissen, dass meine engsten Freunde meine Krankheit absolut für sich behalten würden.

Auch über den perfekten Zeitpunkt machte ich mir viele Gedanken. Jeder schlägt sich mit Problemen herum, keiner hat ein perfektes Leben. Es erschien mir sinnvoll, mich meinen Freunden dann anzuvertrauen, wenn ich wusste, dass sie selbst momentan nicht zu viel auf der Uhr hatten. Wer in eigene Sorgen versunken ist, wird automatisch weniger empathisch sein, selbst wenn dieser Mensch eigentlich eine sehr mitfühlende und verständnisvolle Person ist.

Der Einstieg in das Gespräch – am besten natürlich zu Hause oder an irgendeinem ruhigen Ort – kann sich ein wenig schwierig gestalten. Am besten, man fängt erst einmal damit an, dass man gesundheitliche Probleme habe und die Krankheit chronisch sei, also sich mal stärker und mal schwächer zeige. Dass man ihnen jetzt den Grund hinter den ganzen Absagen und Heimlichtuereien mitteilt, bedeute nicht, dass man irgendwas im Gegenzug erwarte – als Mitwisser seien sie nicht dazu verpflichtet, irgendwas zu tun, man möchte eigentlich nur einen guten Zuhörer gewinnen und Verständnis für die eigene Situation. Damit ist schon wirklich viel geholfen.

Aber wie kann man als Freund oder Familienmitglied jemanden mit einer chronisch entzündlichen Darmerkrankung wie Morbus Crohn oder Colitis ulcerosa unterstützen? Auch für die »andere Seite« der Medaille ist es nicht einfach. Ich habe schon oftmals eine herzzerreißende Hilflosigkeit von Freunden erlebt, die mich letztendlich dazu gebracht hat, mich sogar bei ihnen zu entschuldigen, dass ich überhaupt etwas gesagt hatte. Was dann wiederum die andere Person dazu bewegt hat, sich zu entschuldigen, weil sie sich nicht zu helfen wusste.

Eine CED ist manchmal ein riesiger Elefant im Raum, sie muss es aber nicht sein. Es gibt immer zwei Gründe, warum jemand über etwas nicht reden will. Entweder es bedeutet einem nichts oder es bedeutet einem alles. Für die meisten der Betroffenen ist es eine große Erleichterung, das Thema endlich anzuschneiden und das Tabu darum ein bisschen zu lockern. Um ganz ehrlich zu sein, darauf angesprochen zu werden und das Thema gar in den Medien oder der Öffentlichkeit zu sehen, ist nicht peinlich – im Gegenteil, es gibt einem das Gefühl, nicht übersehen und missverstanden zu werden. Mit einer tabuisierten Krankheit zu leben, fühlt sich weniger schlimm an, wenn darüber gesprochen und es anerkannt wird, dass es sich hierbei um eine schwere Erkrankung handelt, die ein Mensch erst mal irgendwie bewältigen muss. Es dauerte Jahre, bis ich merkte, dass es keinen Sinn ergab, mit Menschen befreundet zu sein, die mich nie fragen, wie's mir geht.

Zehn Dinge, die man niemals zu einer Person mit einer CED sagen sollte

1. **»Du siehst ja gar nicht krank aus.«**
   Erklärt sich von selbst.
2. **»Ich weiß, was du durchmachst. Sei froh, dass es nichts Schlimmeres ist.«**
   Es ist völlig in Ordnung, im Gespräch mit einem CED-Betroffenen Erfahrungen miteinander zu teilen und somit auch hier das Tabu aufzubrechen, das mit dem Thema ver-

bunden ist. Aber abgesehen davon kann kein Mensch wirklich verstehen, was ein CED-Betroffener durchmacht. Reizdarm und Lebensmittelvergiftungen mögen zwar für ein oder zwei Tage ähnliche Symptome aufweisen, aber solange man nicht Monate oder Jahre mit blutigen Durchfällen, Operationen, Drogencocktails in unterschiedlichsten Zusammensetzungen und mit verschiedensten bösen Nebenwirkungen und der Angst vor dem Sterben durchlitten hat, ist es nicht dasselbe. Die Folgen des Verzehrs einer verdorbenen Muschel im Urlaub auf die Ebene einer schweren, lebenslangen Krankheit zu heben, ist dann doch etwas anmaßend. Das Gleiche gilt für die Aussage, es könnte noch schlimmer sein – es stimmt natürlich, es geht immer schlimmer, bis hin zum Tod. Aber gleichzeitig geht es den meisten Leuten auch immer noch sehr viel besser, zumindest aus rein gesundheitlicher Sicht. Am wichtigsten ist es, jemanden zu finden, der einem zuhört. Es geht nicht darum, es nachvollziehen zu können. Es ist unmöglich, eine Situation zu verstehen, in der man sich nicht einmal selbst befunden hat. Aber es ist möglich, zuzuhören. Und es ist möglich, nicht zu werten.

3. **»Du hast aber zugenommen/abgenommen.«**
   Ja, geile Sache. Steroide, das in akuten Schüben am häufigsten verschriebene Medikament, haben oft starke Nebenwirkungen, die einen sehr schnell sehr viel an Gewicht zunehmen lassen. Zu Schubzeiten hingegen verliert man oft an Gewicht, da der Darm bei unzähligen Durchfällen eben nicht mehr genügend Nährstoffe aufnehmen kann. Für viele Patienten stellen lebenslange Gewichtsschwankungen ein großes Problem dar. Zu dick, zu

dünn – am besten nicht rechtfertigen, sondern versuchen, sich so, wie man aktuell gewichtet ist, zu mögen (auch wenn es schwerfällt), und sich nur mit Menschen umgeben, die das auch tun.

4. **»Willst du das wirklich essen?«**
   Okay, vielen Dank an die Getränke- und Essenspolizei. Wenn man sich einmal etwas extrem Ungesundes gönnt, ist das sicherlich keine unüberlegte, spontane Entscheidung. In der Regel wäge ich schon Stunden vorher ab, was das für Konsequenzen haben könnte. Ich male mir in meinem Kopf normalerweise diverse Szenarien aus, die nach dem Verzehr eines bestimmten Lebensmittels eintreten könnten, um perfekt auf jedes einzelne Szeanrio vorbereitet sein zu können. Bereuen tut man es vielleicht schon, aber selbst dann ist es ja immer noch die eigene Haut, die es aushalten muss, und nicht die der Person, die einem nahelegte, das doch besser nicht zu essen. Und allen Oberschlaumeiern sei hiermit sicherheitshalber gesagt: Es gibt keine angeblich supererfolgreiche Ernährungsweise, die einem noch nicht vorgeschlagen wurde. CEDler sind meist nicht nur Experten der eigenen Krankheit, sondern kennen auch unzählige Diäten, von denen sie die meisten wohl auch schon ausprobiert haben. Ein blöder Kommentar oder ein ungläubiger Blick versaut einem höchstens den Appetit auf das lang ersehnte Stück Pizza – und das hilft einem kein bisschen weiter.
5. **»Kannst du es wirklich überhaupt nicht halten?«**
   Wenn es bei einem CEDler pressiert, dann pressiert es auch wirklich. Wenn man die Scheiße halten könnte, würde man das sicher tun und nicht während eines Gesprächs

oder eines Films im Kino wie ein ungezähmtes Wildpferd zum nächsten Klo galoppieren.

6. **»Der Nachbar der Freundin meines Mitbewohners hat seinen Crohn geheilt. Du musst nur ...«**
   Herzlichen Glückwunsch aus der Ferne, an wen auch immer. Nur, dass es eben keine Heilung gibt.
7. **»Vor ein paar Tagen ging's dir aber noch ganz gut.«**
   Gerade wenn man eine chronische Erkrankung hat, versucht man, so oft es geht, »normal« zu wirken. Wenn es der Körper irgendwie zulässt, geht man also gern mit Freunden aus oder unternimmt was auf eigene Faust. CEDler, die auf solche Ausflüge nicht verzichten wollen, müssen das aber penibel planen, was anstrengend ist. Ein guter Tag bedeutet nicht automatisch, dass nicht zehn schlechte Tage vorausgingen und zehn schlechte Tage folgen. Ein Foto auf Facebook, auf dem man glücklich und gesund aussieht, bedeutet nicht, dass man sich am Tag zuvor nicht vor Schmerzen im Bett gekrümmt hat.
8. **»Warum bist du denn so müde, du hast doch nichts gemacht?«**
   Ein weiterer Klassiker. Müdigkeit und Abgeschlagenheit, auch »Fatigue« **genannt,** dominieren zumindest zu Schubzeiten das Leben eines jeden CED-Patienten. Das kann vielerlei Gründe haben: Man stand mehrmals im Laufe der Nacht auf, um sich zur Toilette zu schleppen. Man hat durch blutige Durchfälle viel Blut verloren und leidet an Eisenmangel. Oder man einfach nur genug von der ganzen Sache.
9. **»Durch diese Operation bist du jetzt geheilt, oder?«**
   Im Laufe des Lebens benötigt ein Großteil aller Patienten

mit Morbus Crohn eine Operation. Es ist allerdings ein Irrglaube, dass ein Entfernen des kaputten Teils des Dünndarms bedeutet, man sei nun dauerhaft geheilt. Das Ziel einer Operation ist es, den befallenen Teil des Darms zu entfernen, um so Schlimmeres zu verhindern. Sicherlich ermöglicht einem eine Operation eine Art Neustart und viele befinden sich nach einem Eingriff viele Jahre in Remission. Doch Morbus Crohn kann selbst nach einer Operation an diversen Stellen wieder auftauchen und einen bis dahin komplett gesunden Teil des Darms befallen.

10. **»Ein bisschen mehr Sport würde dir sicherlich guttun.«**
    Es mag überraschend klingen, aber Sport und Bewegung stehen bei vielen CED-Patienten sowieso auf dem Tagesplan. Ob in Form von Yoga, Spaziergängen oder Fitnessstudio, es ist jedem bewusst, welche Vorteile körperliche Aktivität mit sich bringt. Herablassende und besserwisserische Kommentare, wenn auch meist gut gemeint, sind auf Dauer etwas ermüdend.

So sexy

Der erste Blick in den Spiegel war ein Schock. In den Jahren vor meiner Notoperation war ich, wie so viele Teenager und junge Frauen und eigentlich jeder irgendwann mal, oft unzufrieden mit meinem Äußeren. Zu dick. Zu dünn. Zu schwabblig. Zu sehnig. Zu viele Dellen. Zu hohe Stirn. Ja, ich war tatsächlich unzufrieden mit dem riesigen Fußballfeld oberhalb meiner Augen.

Der Unterschied zur jetzigen Situation war, dass ich an diesen Dingen, rein theoretisch zumindest, immer etwas ändern konnte. Sport, gesündere Ernährung oder ein neuer Haarschnitt.

Dieses Mal aber blickte mich aus dem Spiegel eine zu dünne, untrainierte Frau an – inklusive einer riesengroßen, etwa 30 Zentimeter langen Narbe auf dem Bauch, umringt von einigen weiteren kleineren Narben und dem kleinen grauen Beutel mit einem Darm und dessen Inhalt drin. Daran würde sich wohl so bald nicht so viel ändern lassen.

»Wenn du es nicht in zehn Sekunden ändern kannst, sprich die Person nicht drauf an«, lautet eine Faustregel meiner Oma, wenn es darum ging, Menschen auf äußerliche »Unregelmäßigkeiten« anzusprechen. Heißt: Hat das Gegenüber etwas Grünes zwischen den Zähnen, sprich es darauf an. Hat es aber Akne oder einen offensichtlich verkorksten Haarschnitt, lass es sein.

In den zwei kurzen Wochen vor meiner ersten größeren Operation war mir selbstverständlich bewusst, dass sich mein Körper danach verändern würde. Nach so langer Krankheit hatte sich jegliche Eitelkeit weit hinten im Kopf versteckt. Eine große Narbe am Bauch schien ein verhältnismäßig kleiner Preis für meine hoffentlich lang andauernde Gesundheit zu sein. Und Badeanzüge kamen gerade wieder in Mode, was wollte man mehr.

Doch dann, als die postoperativen Wochen zu Monaten wurden und der Alltag, den ich mir so lange herbeigesehnt hatte, langsam wieder einkehrte, tauchten auch die kurzzeitig verdrängten Unsicherheiten bezüglich des eigenen Aussehens wieder auf.

Ein großes Problem für mich war definitiv das Stoma. Klar, dieses Teil hatte mir mein Leben gerettet und bedeutet ein besseres Leben für so viele CED-Betroffene.

Aber so einfach war es dann doch nicht. Diese riesige Narbe und das kleine, rosafarbene, fleischige Ende meines Darms zu sehen, verpasste meinem ohnehin angeknacksten Selbstvertrauen einen weiteren Dämpfer.

»Das ist jetzt ein Teil meines Körpers«, predigte ich mir selber immer wieder in Form eines Mantras vor, in der Hoffnung, es würde zu einer Art Überzeugung werden. Es handelt sich bei einem Stoma ja um kein Accessoire, das man jederzeit abnehmen kann.

Es fiel mir schwer, mich im Spiegel anzusehen. Das war einfach nicht mein Körper, ich erkannte ihn nicht als meinen Körper. Ich war gleichzeitig angewidert, aber auch neugierig.

An guten Tagen war ich einfach nur fasziniert, was die Medizin heute so alles kann. Und was der menschliche Körper so alles kann. Ein überlebenswichtiges Organ durch die Bauchdecke ausführen, als wäre es keine große Sache. Und der Körper macht mit. Ununterbrochen, immer wieder, macht er mit. Was für ein Siegertyp.

In schlechten Momenten shoppte ich online akribisch nach weiten, dunklen Klamotten. Suchte nach verschiedensten Wegen, nach auch nur irgendwas, was mir dabei helfen würde, die Existenz meines Stomas, meiner Narben und meiner Erkrankung zu verbergen.

Mutiges Outing ganz ohne Make-up stand auf dem Cover einer Frauenzeitschrift im selben Monat, in dem ich mich wieder in die Öffentlichkeit trauen wollte. Das Cover zeigte

Promis, die ohne Make-up das Haus verlassen hatten. Ganz abgesehen davon, dass viele trotzdem noch aussahen, als hätten sie massenhaft Produkte im Gesicht.

Wenn nun so etwas Normales, wie ohne Make-up aus dem Haus zu gehen, schon als so ungewöhnlich und vom Beauty-»Standard« abweichend angesehen wird, dass man es als »mutig« bezeichnen muss, in welche Kategorie würde dann eine riesige Narbe quer über dem Bauch und ein Beutel gefüllt mit Exkrementen fallen? »Verrückte und durchgeknallte Frau zeigt Darm?«

Ich googelte immer wieder nach Menschen mit einem Ileostoma. Die Vielfalt an CED-Bloggern, die sich selbstbewusst mit einem Stoma zeigten, ob am Strand oder sogar in (Reiz-)Wäsche, war erfrischend. Ich war fasziniert, beinahe besessen. Soziale Medien waren eigentlich noch nie so mein Ding gewesen. Aber in diesem Moment war ich unglaublich dankbar für deren Existenz.

Sobald mein Bauch nach dem Eingriff wieder etwas abgeschwollen war, griff ich häufiger zu Klamotten, die die Figur betonen. High-Waist-Jeans eignen sich perfekt dazu, das Stoma und auch die Narbe trotz enger Klamotten zu verbergen. Auch Kleider bieten einen wundervollen Spielraum für den Beutel am Bauch.

Als es wärmer wurde, stellte sich letztendlich die große Frage aller Fragen. Bikini oder Badeanzug?

Ich war schon immer ein Fan von Bikinis. Ich mag es einfach, die Sonne auf meinem ganzen, natürlich mit LSF 50 eingecremten, Körper zu spüren, nur um im Anschluss ins eiskalte Wasser zu springen.

Und doch war ich unsicher.

Ich dachte an die unzähligen Bilder auf diversen Social-Media-Plattformen. Von Frauen, die – so sah es jedenfalls aus – selbstbewusst mit Stoma-Beutel an Stränden und Seen posierten.

Ich las einen Artikel nach dem anderen zum Thema Körper-Selbstbewusstsein.

»Du bist nicht fett, du hast Fett«, hieß es beispielsweise. Oder: »Dem Strand ist es egal, ob du Cellulite an den Beinen hast.«

Ich blickte hinab zu meinen Beinen und meiner Cellulite.

Dem Strand wäre es sicherlich auch egal, wenn ich mein Stoma präsentieren würde. Oder dem Kiesbett an der Isar.

Doch seien wir ehrlich: So schön und inspirierend das auch alles klingt, natürlich ist es dem Strand egal, wie ich aussehe. Der Strand ist der Strand. Nicht die Freundin vom Kollegen der Bekannten. Der Strand ist es ja also gar nicht, weswegen ich mir so viele Gedanken mache. Es sind die restlichen Menschen, die an jenem Strand mein Stoma und meinen überproportional unsportlichen Körper sehen würden.

Letztendlich entschied ich mich für eine High-Waist-Bikini-Variante, die mein Stoma komplett verdeckte, doch schon damit fühlte ich mich etwas unwohl. Mein Körper war nach so langer Krankheit wirklich alles andere als »bikinifit«, jedenfalls wenn man von dem Ideal ausgeht, das in den meisten Frauenzeitschriften propagiert wird. Welches einem eigentlich ja sowieso am Arsch vorbeigehen sollte, nur ist die Theorie, wie bei so vielen Dingen im Leben, immer einfacher als die Praxis.

Wir waren mit einer Gruppe von Leuten unterwegs, von denen ich die Hälfte nicht kannte. Der Großteil von ihnen wusste nichts von meiner Krankheit und schon gar nicht um die Existenz meines außerkörperlichen Darms.

»Warum trägst du denn dein Stoma versteckt?«, fragte mich eine Freundin schließlich wie aus dem Nichts.

Darauf fiel mir erst mal gar nichts ein.

»Na ja, vielleicht will das ja nicht wirklich jeder sehen.«

Sie sah mich an.

»Willst du es sehen?«

Ich zuckte mit den Schultern. Der Gedanke war mir bisher noch gar nicht wirklich gekommen. Ich war mir nicht direkt sicher, ob es mich stören würde. Ich hatte mich bisher nur darum gesorgt, ob es andere Menschen stören würde. Ich hatte nicht Angst, was mir durch den Kopf gehen würde, sondern was die restlichen Personen am See über mein Stoma denken würden.

»Toni da drüben, der hat Colitis ulcerosa. Ich hab ihm von deiner Operation erzählt.«

Sie zeigte auf einen jungen Mann, der wenige Meter entfernt beim Grill stand und skeptisch eine Bratwurst beäugte.

»Ich wäre an deiner Stelle jedenfalls total stolz und würde das Stoma definitiv nach außen tragen. Wer kann schon von sich behaupten, dem Tod ins Auge geblickt und ihm anschließend den Mittelfinger gezeigt zu haben?«

Mir wurde in diesem Moment klar, dass mein Selbstbewusstsein durch diese Krankheit keinen weiteren Knacks erlitten hatte. Es hatte den größten Boost überhaupt erfahren.

Ich habe überlebt.

Ich habe überlebt.

Ich habe überlebt.

Die Narben und das Stoma, mein undefinierter Körper, meine Dellen, die durch das ständige Abnehmen und Zunehmen einfach auch nicht mehr wegzukriegen waren, all das waren keine Zeichen von Schwäche, keine Makel.

Sie waren ein Zeichen von Durchhaltevermögen, von Überlebenswillen, Kraft, Mut. Ein Zeichen dafür, dass ich stärker war als das, was mich umbringen wollte.

Ich hatte nie verstanden, wenn Leute sagten, sie seien stolz auf ihren Körper. Es war mir unbegreiflich, wie man auf etwas, das doch nur eine Hülle war, stolz sein konnte.

Und jetzt stand ich hier, stolz auf meinen Körper und darauf, was er alles mitgemacht hatte. Was sind schon große pinke Narben und ein paar Pfunde zu viel oder zu wenig, ein paar Streifen am Bauch oder auf den Oberschenkeln? Oder ein Fußballfeld auf der Stirn? Körpertyp »beinahe gestorben, aber noch am Leben« ist angesagt. Körpertyp »manchmal trainieren, aber Chips sind halt auch lecker« ist angesagt. Körper sind angesagt. Alle. Außerdem sind die meisten Leute wahrscheinlich genauso mit sich selbst und ihren eigenen Unsicherheiten beschäftigt, als dass sie großartig auf fremde Körper starren würden.

Ich liebe es mittlerweile, über mein Stoma zu reden, über meine Krankheit. Die Leute zu informieren, ihre eigenen Geschichten zu hören, Verbindungen herzustellen, Verständnis zu zeigen, Gemeinsamkeiten zu feiern, Unterschiede zu schätzen. Es ist einfach so viel schöner, kein Arschloch zu sein.

ZIEMLICH BESTE FREUNDE – CED UND DIE LIEBE

Beziehungen seien ein ganzes Stück Arbeit, sagte mir meine Mutter vor vielen Jahren, nachdem ich das erste Mal mit gebrochenem Herzen nach Hause gekommen war.

Das »ganze Stück Arbeit«, von dem meine Mutter damals gesprochen hatte, war für mich lange Zeit etwas völlig Abstraktes. Wenn sich zwei Personen lieben, was sollte dann schon an Arbeit anfallen? So die Logik meines 14-jährigen Ichs. Mittlerweile hat sich meine Sicht auf dieses Thema natürlich etwas geändert. Beziehungen sind in der Tat ein ganzes Stück Arbeit. Falls es wirklich Paare gibt, die komplett ohne Hochs und Tiefs durchs Leben gehen, dann habe ich jedenfalls noch keines kennengelernt.

Auf jedes Klo passt auch ein Deckel

Die Probleme, die bei Paaren über die Jahre auftauchen, können unterschiedlicher Natur sein: finanzielle Schwierigkeiten, Untreue, man entfremdet sich oder hat plötzlich unterschiedliche Zukunftspläne.

Oder einer von beiden wird schwer krank.

Als ich Mark kennenlernte, waren wir zwei übertrieben unbeschwerte, wohl etwas nervige Teenager, die selten über die Konsequenzen ihres Tuns und ihre Zukunft nachdachten.

In der ersten Phase unserer Beziehung galt wie bei vielen frisch Verliebten die Devise »Wir gegen den Rest der Welt«. Die jugendliche Sorglosigkeit noch nicht ganz abgelegt, schien alles erreichbar. Unsere Liebe war sowieso unbesiegbar, und unsere größte Sorge bestand in der Regel darin, nicht den passenden Film zum Abendessen zu finden. Wir waren uns sicher, ein Leben voller wunderbarer Momente vor uns zu haben.

Jung und dumm? Vielleicht.

Andauern sollte der euphorische Zustand nicht lange. Es gab bereits im ersten Jahr nach meiner Diagnose unzählige Momente, in denen ich es Mark nicht verübelt hätte, wäre er aufgestanden und nie wieder zurückgekommen.

»Heute Abend Tennis?«

Zu müde.

»Vielleicht einen Film im Kino?«

Generell ja, aber was, wenn ich dauernd zur Toilette muss?

»Okay, dann bestellen wir uns einfach was Leckeres beim Chinesen und schauen daheim einen Film.«

Mir war zu übel, um Essen zu bestellen.

Die Liste meiner Neins war und ist endlos. Ganz davon abgesehen, dass er mich schon mehrmals von der Toilette ins Bett hieven musste, da ich vor lauter Schmerzen im Hintern nicht mehr gehen konnte.

Mark ließ sich seine Enttäuschung nie ansehen. Er gab mir nie das Gefühl, eine Last für ihn zu sein. Doch meine Logik bestand darin: Wenn ich schon nicht das Leben einer normalen jungen Erwachsenen leben konnte, dann sollte doch wenigstens er die Chance dazu bekommen. Schließlich war ich ja krank, nicht er.

Also sagte ich ihm mehrmals, er hätte das nicht verdient. Dass es einfacher für uns beide wäre, wenn er einfach seine Koffer packen würde und mich verließe. Das klingt alles sehr dramatisch. Wir lebten zu diesem Zeitpunkt nicht mal zusammen. Die Koffer zu packen wäre also gar nicht möglich gewesen.

Aber chronisch krank zu sein nervt gewaltig.

Ich habe wirklich nicht genug Mittelfinger für diese Krankheit. Egal, wie alt man ist, ob 16 oder 61, es ist nicht direkt angenehm, das Leben von Freunden, Bekannten, Fremden, das Leben der anderen nur von der Couch aus an einem vorbeiziehen zu sehen und sich dabei in einer Runde Selbstmitleid zu suhlen. Man fühlt sich, als stecke man bis zum Kopf in Treibsand. Man hängt fest, ist sich der eigenen Lage bewusst und wird immer weiter in den Abgrund gezogen. Trotzdem sieht man noch das Leben der anderen um sich herum, denn der Kopf schaut ja aus dem Treibsand immer noch heraus. Man ist irgendwie da, aber irgendwie auch nicht.

Es ist beinahe noch schmerzvoller, das Gefühl zu haben, seinen Partner einzuschränken, den man ja über alles liebt – egal, in welchem Lebens- oder Beziehungsabschnitt man sich befindet.

An solchen Tagen auf der Couch oder im Bett hat man zusätzlich viel Zeit, um über all das nachzudenken. Und statt diese Gefühle zu verbalisieren, sich in eine Schale zurückzuziehen. Ein bequemer Ausweg, um Konflikte zu vermeiden oder aufzuschieben.

»Ich bin doch kein Gedankenleser«, würde Mark mir immer wieder erklären, wenn ich stundenlang nicht mit ihm redete. »Sag mir doch einfach, was los ist.«

Ohne Kommunikation führt es in jeder Beziehung dazu, dass man irgendwann damit anfängt, nur noch zu mutmaßen, was der andere gerade denkt.

Vor nicht allzu langer Zeit erholte ich mich von einer weiteren Operation – mein Ileostoma wurde zurückverlegt. Das bedeutet, meine beiden Darmenden wurden im Körper wieder miteinander verbunden. Nach der Entlassung aus dem Krankenhaus verbrachte ich den Großteil meines Tages, wie schon so oft zuvor, auf der Couch.

Meine Gammelei hatte eine Daseinsberechtigung.

Mark wirkte nach einigen Tagen etwas abwesend. Sicherlich verstand er, dass ich zu mehr einfach noch nicht die Kraft hatte. Aber womöglich war er doch etwas genervt und dachte, ich sei zu träge und unmotiviert, um schnell wieder auf die Beine zu kommen.

Diese Gedanken schwirrten mir eines Abends stundenlang im Kopf herum und machten mich absolut verrückt. Die einzige Lösung war, die Sache auszusprechen und seine Wahrheit, wie auch immer diese aussehen mochte, zu akzeptieren.

Mark ist einer dieser Menschen, denen scheinbar einfach alles gelingt im Leben. Nicht, dass es ihm zufliegen würde. Er ist unglaublich intelligent, talentiert, motiviert und ausdauernd, sobald er sich etwas vorgenommen hat.

Seine Antwort überraschte mich also.

Er hatte sich etwas zurückgezogen, weil er sich überfordert fühlte. Er war gerade dabei, sein Medizinstudium zu beenden, und hatte gleichzeitig eine kranke Freundin zu Hause, die Pflege und Aufmerksamkeit benötigte.

Und er hatte Angst, in beiden Bereichen zu versagen.

Dass er Probleme damit hatte, das alles unter einen Hut zu bekommen, war mir nicht in den Sinn gekommen. Ich war so abgeschieden in meiner eigenen Blase, dass ich gar nicht großartig darüber nachdachte, dass Marks Leben nicht immer sofort dann anhielt, wenn ich ihn brauchte. Es ging weiter und er war es, der den Spagat zwischen diesen beiden Welten machen musste.

Man tendiert als kranker Mensch manchmal dazu, sich absichtlich oder auch unabsichtlich über die Probleme seines Partners zu stellen oder diese als weniger wichtig anzusehen. Sicherlich, Gesundheit geht immer vor. Gesundheit ist das Wichtigste. Wenn man gesund ist, hat man eigentlich schon alles, was man im Leben braucht.

Aber das bedeutet nicht, dass alles andere auf einmal völlig egal ist.

Deshalb sind Kommunikation und Offenheit der Schlüssel zu jeder heilen Beziehung. Sie sind natürlich keine Garantie für eine erfolgreiche Partnerschaft, allerdings führen fehlende Gespräche und mangelnde Aufrichtigkeit eigentlich so gut wie immer zu einem Scheitern.

Mark und ich waren lange Zeit nicht die Besten darin, was das Offen-miteinander-Kommunizieren angeht. Wenn beide Partner in einer Beziehung sehr eigenwillig und ehrgeizig sind, liegt es für beide oft nahe, ihre diversen Probleme allein zu lösen oder sich erst gar nicht damit zu befassen.

»Versetz dich mal in seine Lage«, riet mir eine gute Freundin.

Es ist natürlich der kranke Partner, der die physischen Schmerzen aushalten muss. Aber auch Mark hat sich dieses Leben nicht ausgesucht. Ich kann mir kaum vorstellen, wie schwierig es sein muss, den Menschen, den man am meisten liebt, immer wieder leiden zu sehen. Wie anstrengend es sein muss, immer der oder die »Starke« in der Beziehung zu sein und unzählige Krankenhausbesuche, Operationen, Nervenzusammenbrüche auszuhalten, ohne selbst die Fassung zu verlieren.

Das Leben nach einer Diagnose oder einer Operation ist ein komplett neues, und das bedeutet natürlich nicht unbedingt, dass es ein schlechteres sein muss. Trotzdem ist man körperlich nicht mehr in der Lage, viele Dinge zu tun und wegzustecken, die man vor der Krankheit mit links machte. Das Verständnis und die Fürsorge, die Mark mir hier mit Anfang 20 entgegenbrachte, legte den Grundstein für eine Beziehung, der so schnell nichts den Garaus macht.

Es ist ohne Zweifel für eine lebendige Beziehung auch wichtig, trotz einer chronischen Erkrankung – wenn gesundheitlich unbedenklich – intim zu bleiben und körperliche Nähe zu spüren.

Nachdem ich mein Stoma erhalten hatte, brannten mir also so einige Frage auf den Lippen, doch ich zögerte, meine Stoma-Krankenschwester darauf anzusprechen. Was mich am meisten interessierte, war, ob und wie sich ein Stoma auf das Sexleben auswirken würde. War es überhaupt noch möglich, ohne Probleme Geschlechtsverkehr zu haben?

Intimität ist ein großer Bestandteil einer jeden Beziehung. Eine Beziehung ohne Sex ist vielleicht eher eine Freundschaft.

Und wenn das für manche Paare eine Option sein mag, ist das völlig okay. Aber falls das nicht der Fall ist, ist es wichtig, das Thema anzugehen.

Generell bringt in dieser Hinsicht eine chronische Erkrankung so einige Hürden mit sich. In den guten Zeiten fühlt man sich sicher körperlich um einiges besser, begehrenswerter, sexyer. Blut im Stuhl und ein aufgeblähter, verformter Bauch hingegen schenken einem nicht gerade das Selbstbewusstsein, sich in Unterwäsche oder nackt dem Partner zu präsentieren. Abgesehen davon, dass bei extremen Schmerzen Sex wirklich das Letzte ist, was man im Kopf hat. Was völlig okay ist, solange man seinem Partner offen erklärt, warum man körperlich abweisend ist. Sobald man darüber spricht, ist es für den anderen einfacher, die Situation einzuschätzen und zu respektieren, statt sich abgewiesen und vernachlässigt zu fühlen. Genauso wichtig ist es, zu verstehen, dass der Partner vielleicht selbst Ängste oder Probleme damit hat, intim zu sein. Was, wenn man den körperlich sowieso schon geschwächten und angeschlagenen Partner verletzt oder ihn in eine unangenehme Situation bringt? Alles nicht so easy.

Der Gedanke an einen Beutel voll Stuhl zwischen mir selbst und meinem Partner war erst einmal abschreckend und alles andere als sexy. Bei meiner Entlassung reichte mir die Stoma-Krankenschwester einen kleinen Flyer, auf dem Unterwäschemodels mit einem Stoma abgebildet waren. Sexy High-Waist-Unterwäsche, erhältlich online. Und diverse andere hilfreiche Produkte, unter anderem eine Art kleiner Deckel für das Stoma.

»Etwas für die gemeinsamen Stunden«, zwinkerte sie mir zu.

Ich sagte erst mal nichts.

»Sex?«, setzte sie fragend nach, als wäre ich ein besonders langsamer Fall.

Ich nickte. »Muss man denn generell auf etwas aufpassen? Also natürlich abwarten, bis alles abgeheilt ist, aber ansonsten, danach … ist es sehr anders?«

Um ihre ausführliche Antwort zusammenzufassen: Nein, ein Stoma sollte eigentlich nicht viel am Sexleben ändern, also aus rein technischer Sicht.

Dennoch gibt es ein paar Dinge, auf die man achten sollte.

Wer den Schlüssel zu einem gesunden, glücklichen Sexleben sowohl für Stoma-Träger als auch Nicht-Stoma-Träger sucht, muss nicht nur körperliche Barrieren, sondern vor allem psychologische Hürden überwinden.

Und hier kann einiges zusammenkommen: Was, wenn es plötzlich nach meinem nur halbwegs verdauten Mittagessen riecht? Ja, nicht so direkt geil. Nicht viel ist weniger sexy als Klogeruch im intimsten aller intimen Momente. Die meisten Beutel haben jedoch ein ausgeklügeltes Filtersystem, das dabei hilft, Gase und Gerüche zu regulieren. In den Monaten mit meinem Ileostoma habe ich, außer beim Ausleeren und Reinigen, kein einziges Mal irgendwelche unangenehmen Gerüche bemerkt. Aber die Vorstellung, dass man es könnte, ist nun mal ganz großes Kopfkino.

Ich fragte mich auch oft, wie es Mark überhaupt aushielt, mich anzusehen. Doch waren das nur meine Hirngespinste, nicht Marks. Und so banal es auch klingt: Hätte es ihn wirklich gestört, wäre er nicht der Richtige für mich gewesen.

Total spontaner Geschlechtsverkehr kommt mit einem Stoma natürlich nicht mehr infrage. Der Grund ist ein einfacher –

es empfiehlt sich wirklich, also wirklich, den Beutel vorher auszuleeren oder idealerweise sogar zu wechseln. Klingt dramatischer, als es ist. Eigentlich ist es nichts anderes, als wenn man vorher noch mal zur Toilette geht, um sich frisch zu machen.

Damit nun der – jetzt zwar leere, aber dennoch existierende – Beutel nicht einfach so überflüssig in der Gegend rumhängt, kann man sich beispielsweise high-waisted, vielleicht sogar schrittlose Unterwäsche zulegen. Kleinere Beutel oder Stoma-Kappen lassen das Stoma für kurze Zeit auch unauffällig verschwinden.

Und der Rest versteht sich von selbst und ist, hat sich der Körper nach der Operation einigermaßen erholt, nicht viel anders als vorher.

Im Grunde hat das Stoma wohl nicht viel an unserer Beziehung geändert. Ich wage sogar zu sagen, dass sich eine Partnerschaft, in der ein Partner krank ist, in ihren Grundlagen nicht viel von einer »normalen« unterscheidet. Treten Missverständnisse oder Probleme auf, ist die Lösung immer die gleiche: offen miteinander reden. Die Sorgen und Probleme, die man hat, ansprechen und gemeinsam lösen. Wenn es in einer Beziehung kracht, ist es nicht gleich ein Duell »Partner gegen Partner«, sondern »Partner und Partner gegen das Problem«.

Es mag sich mit einer chronischen Erkrankung oft anfühlen, als hätte man die komplizierteste und anstrengendste Beziehung der Welt. Dann sind die Dinge nun mal nicht so, wie man sie sich vorgestellt hatte. Das tritt aber sowieso in den seltensten Fällen ein. Allein, mit der Person, die man liebt, zusammen zu sein, ist ein großes Glück, nach dem viele ihr

Leben lang suchen. Zu Schubphasen mag es zwar unmöglich sein, zusammen Klubs unsicher zu machen oder auf große Touren zu gehen. Aber dafür gibt es andere Dinge, die man zusammen unternehmen kann. Und seien es nur Filmabende vor der heimischen Glotze.

Manchmal kracht es einfach, ganz klar. Aber es ist wichtig, einander zu zeigen, dass man füreinander da ist und die Situation des anderen versteht. Denn Liebe ist, wie der griechische Dramatiker Euripides schon sagte, von allen Krankheiten ja noch die gesündeste.

ERLAUBT IST ALLES, WAS HILFT

Als ich vergangenen Sommer die Entscheidung traf, mich einer größeren Operation am Darm zu unterziehen, reagierten viele skeptisch.

»Läufst du da nicht Gefahr, dass dein Darm irgendwann zu kurz wird?«

Im Gegensatz zu Colitis ulcerosa lässt sich Morbus Crohn im Prinzip nicht operativ ausschalten, da es nach einer Entfernung erkrankter Abschnitte nicht selten zu einer erneuten Entzündung an einer anderen Stelle kommt und diese womöglich eine erneute Operation erfordern könnte.

Ich war trotz des noch immer weitverbreiteten Glaubens, bei Morbus Crohn operiere man nicht, mit meinem Eingriff wirklich keine Ausnahme. Während früher bis zu 80 Prozent aller Betroffenen irgendwann operiert werden mussten, sind es zwar heute deutlich weniger, aber es kommt vor. Eine der verbreiteten Ängste unter Morbus-Crohn-Patienten, die sich für einen operativen Eingriff entscheiden, dreht sich um das sogenannte Kurzdarmsyndrom.

Dieses kann entstehen, wenn durch operative Eingriffe große Abschnitte des Dünndarms entfernt wurden und es zu Komplikationen bei der Verstoffwechselung der Nahrung kommt. Alle Abschnitte des Dünndarms haben eine andere Aufgabe. Wird nun ein Teil des Dünndarms rausgeschnitten, kann es zu Ausfällen und Fehlfunktionen bei der Nahrungsaufnahme und Verdauung kommen. Der Dünndarm eines gesunden Erwachsenen ist in etwa fünf bis sechs Meter lang. Wenn da ein kleines Stück fehlt, ist das zunächst einmal nicht so schlimm. Sind aber 75 Prozent des Dünndarms oder mehr raus, kommt es ziemlich sicher zu Problemen bei der Aufnahme von Nährstoffen und ihrer Weiterleitung in die Blutbahn.

Aber davon ist man bei einer ersten oder auch zweiten Operation in der Regel noch meilenweit entfernt. Und manche Operationen lassen sich trotz der bekannten eventuell nachteiligen Auswirkungen nicht vermeiden. So ist es auch oft bei Morbus Crohn.

Weshalb ich mich letztendlich für eine OP entschloss, hatte mehrere Gründe.

Medikamente – die üblichen Verdächtigen

Zum Zeitpunkt meiner ersten größeren Operation waren beinahe sieben Jahre seit der Erstdiagnose vergangen. Ein Zeitraum, in denen viele verschiedene Medikamente ausprobiert wurden und der meine Entscheidung ob des anstehenden Eingriffs mit beeinflusste.

Das Erste, was mir mein Arzt nach der Diagnose sagte, war, dass es bei Morbus Crohn derzeit noch keine vollständige Heilung gäbe. Aber, und es war ein großes »Aber«, eine gut eingestellte Medikation mit speziellen Arzneimitteln könnte immerhin die Beschwerden lindern und würde mir ein weitestgehend normales Leben ermöglichen.

»Werde ich jetzt früher sterben?«, entfuhr es mir, gelegentliche Pessimistin, die ich war.

Er schaute mich nachdenklich an.

»Das kommt auf Ihren Lebensstil an. Wegen des Chrons jedenfalls normalerweise nicht.«

Kommt es im Dünndarm zu einem akuten Schub, gilt es, die Entzündung in der Darmwand oder Darmschleimhaut so schnell wie möglich unter Kontrolle zu kriegen. Je nach Ausmaß des Schubs werden dazu in der Regel als Erstes lokale oder im ganzen Körper wirkende Kortisonpräparate eingenommen.

Prednisolon stand auf der Verpackung, die mir der Apotheker über den Tresen reichte. Oft genannt »des Teufels tic tacs«. *Prednisolon* ist ein Wirkstoff, der dem körpereigenen Hormon Kortisol nachempfunden im Labor hergestellt wird und zur Gruppe der Kortikoide gehört. Ziel des entzündungshemmenden Medikaments ist es, eine Überreaktion des Immunsystems zu verhindern.

»50 Milligramm täglich, morgens, mit etwas Flüssigkeit.«

Okay, kann ja nicht so schlimm werden.

Als nach wenigen Tagen noch immer kein Ende der blutigen Durchfälle in Sicht war, rief ich in Verzweiflung meinen Arzt an, der mir versicherte, dass es mit der Zeit besser werden würde. Ich bräuchte nur Geduld.

Tage wurden zu Wochen, und noch immer verbrachte ich oft viele Stunden im Badezimmer. Nicht nur auf der Toilette, sondern auch auf dem Boden liegend, die Wangen gegen die himmlisch kühlen Fliesen gedrückt. Eine kurze Pause zwischen Übelkeit und Durchfall.

Was sich bald veränderte, waren mein Körper und meine Stimmung. Ich hatte die Packungsbeilage akribisch durchgelesen und war darauf vorbereitet, mich mit Stimmungsschwankungen und Heißhungerattacken abzufinden.

Oder zumindest dachte ich das.

Nach zahlreichen schamlosen Kühlschrankplünderungen um vier Uhr nachts legte ich wie erwartet an Gewicht zu. Aber nicht an den »guten« Stellen oder was meiner Ansicht nach die guten Stellen wären, sondern an den Armen, den Schultern, dem Bauch. Ich blickte eines Morgens in den Spiegel und mir schaute eine Person entgegen, die nicht ich war.

Mein Gesicht ähnelte einem runden Pfannkuchen. Dicke, volle Wangen. Beinahe, als wäre ich wieder zwei Jahre alt, aber irgendwie war es mit Anfang 20 nicht ganz so süß. Akne, als befände ich mitten in der Blüte meiner Teenagerjahre.

»Mondgesicht« beziehungsweise »Cushing Face« nannte es die Packungsbeilage.

Gegen meinen Willen fing ich an zu heulen. Und dann noch heftiger, als mir bewusst wurde, wie oberflächlich ich mich gerade verhielt. Privilegiertes Gör mit kostenlosem Zugang zu Arzneimitteln verhält sich kindisch ob der äußerlich sichtbaren Nebenwirkungen eines potenten Medikaments.

»Die Nebenwirkungen verschwinden ganz bald nach dem Absetzen wieder, das ist jetzt nur vorübergehend. Und ein bisschen mehr auf den Hüften ist doch Klasse, du warst eh viel zu dünn«, versuchte es Mark auf die aufmunternde Art, als er mich mit offener Jeans, die ich nicht mehr zuknöpfen konnte, vor dem Spiegel liegen sah.

Ich warf ihm einen vernichtenden Blick zu, der rückblickend so wirklich nicht angemessen war.

Trotzdem. Ich wollte nicht vorübergehend dick und pickelig sein, ich wollte gar nicht dick und pickelig sein.

»Denk daran, dass dir das Kortison hilft, den Schub unter Kontrolle zu bringen. Darauf kommt es doch schließlich an«, setzte Mark nach und appellierte an meine Vernunft oder an die Stelle, an der sie eigentlich sein sollte.

Aber genau das war das noch größere Problem. Es wurde nicht besser. Kortison wirkt oft, aber manchmal eben auch nicht. Ich weigerte mich, die Dosis weiter zu erhöhen beziehungsweise es weiter einzunehmen. Mein Arzt versuchte mir klarzumachen, dass Nebenwirkungen zur Nebensache werden, wenn es einem dafür endlich besser geht. Was ja an sich nicht falsch ist, aber wirkt das Medikament selbst nun mal nicht, bringt das doch alles nichts. So jedenfalls meine Devise.

Wir wechselten, nachdem ich mir mittlerweile eine strenge Diät auferlegt hatte, um eine Gewichtszunahme von weiteren zehn Kilos zu vermeiden, unter Ausschleichen des Kortisons auf die nächste Stufe in der Medikamentenwelt.

Azathioprin, ein Arzneimittel, das die Aktivität des Immunsystems eindämmen soll. Mein Arzt wies mich ausführlich auf die – teils wirklich Angst einflößenden – Nebenwirkungen hin und forderte eine genaue Überwachung meiner Blutwerte, um eine mögliche Mangelproduktion verschiedener Blutkörperchen zu überprüfen.

Ich nickte. Ja zu allem, was nicht dieses beschissene Prednisolon war.

Und dann, eines Samstagmorgens im Oktober, wachte ich auf und fühlte mich ungewöhnlich erholt. Ich blickte auf die Uhr und stellte fest, dass es nicht vier Uhr morgens war. Draußen schien die Sonne, ein Hahn krähte, die Vögel zwitscherten und flogen gut gelaunt durchs offene Fenster, um mir in meinen Morgenrock zu helfen.

Ich hatte die Nacht durchgeschlafen und war nicht, wie sonst üblich, mehrmals zur Toilette gerannt.

Ich fühlte mich wie ein kleines Kind an Weihnachten und weckte sehr zu seinem Unmut Mark, um ihm die tollen Neuigkeiten mitzuteilen.

In den nächsten Wochen wurde ich zu einem neuen Menschen. Oder, wenn man so will, wieder zu der, die ich früher war.

Ich ging ins Kino. Traf mich mit Freunden. Halloween in diesem Jahr – wir waren gerade zu Besuch bei meinen Eltern – wollten Mark und ich uns einen besonders tollen Abend machen. Pizza und der Simpsons-Marathon. Unsere kultivierte Art von *Date Night*.

Ich bereitete meinen berühmten Tomatensalat zu (Tomaten und Zwiebeln) und fühlte mich irgendwie komisch. Ein bisschen schwindlig. Definitiv schwach. Womöglich lag es daran, dass ich noch immer meiner strengen Diät folgte und tagsüber an Karottensticks geknabbert hatte.

Einige Stunden und viel zu viele Pizzastücke später weckte mich Mark auf. Es war mitten in der Nacht.

»Du bist echt heiß.«

Zwei Jahre Beziehung, und noch immer weckte er mich mitten in der Nacht, um mir zu sagen, wie heiß er mich fand. Einfach toll. Ich lehnte mich zu ihm rüber.

Mark wich mir aus und ich starrte ihn verdutzt an.

»Nein, ich meins ernst, du bist krass heiß. Was sind das, 40 Grad Fieber?«

Ich fühlte meine Stirn.

Sie war tatsächlich unglaublich heiß. Als hätte Mark mit seiner Aussage einen Hebel umgelegt, merkte ich, dass nicht nur meine Stirn sich heiß anfühlte.

Mein Rücken war tropfnass, meine Beine fühlten sich schwer an. Die Bettdecke schien mich ganz plötzlich zu erdrücken.

»Fühlst du dich erkältet? Vielleicht hast du dir die Grippe eingefangen.«

Es fühlte sich nicht wie eine Erkältung an. Mein Kopf pochte leicht, aber meine Nase und mein Hals waren vollkommen in Ordnung.

Mark gab meinen Eltern Bescheid, und meine Mutter kam schließlich mit einem Fieberthermometer, Fiebertablette, Wadenwickel und einem besorgten Blick, wie ihn nur Mütter können, in mein Zimmer hoch.

»39,8 Grad, das ist nicht wenig.«

Gekonnt wickelte sie meine heißen Waden in kalte Handtücher, während mein Vater die Nummer des Notdienstes heraussuchte, sollte das Fieber in der nächsten Stunde nicht sinken.

Es sank.

Am nächsten Morgen fühlte ich mich jedoch kaum besser.

Gegen Mittag verabschiedete sich Mark, der mit seinen Eltern zum Essen verabredet war, und ich legte mich erneut ins Bett.

Dann sah ich sie.

Kleine, rötliche, leicht nach außen gewölbte Punkte. Auf meinen Oberschenkeln und Unterschenkeln. Panisch lief ich zum Spiegel und zog mich in Sekundenschnelle bis auf die

Unterhose aus, um meinen restlichen Körper zu betrachten. Er war bedeckt mit einem mysteriösen Hautausschlag. Definitiv keine Grippe.

Nachdem auch das Fieber in den nächsten Stunden wieder kontinuierlich gestiegen war, packte mich mein Vater schließlich in den Wagen und fuhr mich auf Rat des Notarztes in die nächstgelegene größere Klinik.

Die Ärzte waren zunächst überfragt. Mein Fieber wollte nicht sinken, und auch mein Hautausschlag wurde schlimmer. Mein Kopf fühlte sich mittlerweile an, als wäre er in ein dickes Kissen mit Watte gepackt und in Dauerschleife gegen ein Brett gestoßen worden. Und erneut nahm das Weiße meines Auges ein romantisches Tiefrot an.

»Hatten Sie einen Unfall mit Ihrem Auge?«, fragte mich der hausinterne Ophthalmologe.

Ich verneinte.

»Sind Sie sich absolut sicher? Irgendeinen stumpfen Unfall, der direkt ins Auge ging vielleicht?«, setzte er nach.

Wenn dem so wäre, würde ich mich daran nicht zumindest ein kleines bisschen erinnern? Ich verneinte erneut.

Schließlich erhärtete sich der Verdacht auf eine Meningitis, eine entzündliche und bösartige Erkrankung der Hirnhäute. Ob aus einem Mangel an Alternativen oder weil es tatsächlich eine Möglichkeit war, weiß ich bis heute nicht sicher.

Im Rollstuhl wurde ich zu einer Kopf-Computertomografie geschoben. Und, sobald das erledigt war, folgte eine Lumbalpunktion.

Ich hatte nicht die geringste Ahnung, worum es sich dabei handeln könnte. Doch die Entnahme von Hirn-Rückenmarksflüssigkeit klang vor allem eins: schmerzhaft.

Ich hatte keine Zeit, groß darüber nachzudenken. Der zuständige Arzt, von mir und meiner Mutter liebevoll »der Metzger« getauft, kehrte schon wenige Minuten nach der Verkündung, es bestünde die Notwendigkeit einer Lumbalpunktion, mit einer Ausrüstung zurück, die vom Optischen her eigentlich eher in eine Folterkammer passte.

Ich fing, wie bereits Hunderte Male zuvor in den vergangenen Monaten, an zu heulen.

»Ach, jetzt kommen Sie, das ist halb so schlimm.«

Er hatte leicht reden, ihm würde ja nicht in Kürze mit einer riesigen Hohlnadel ins Rückenmark gestochen werden.

Ich wurde angewiesen, mich an den Rand des Bettes zu setzen und meinen Oberkörper möglichst weit vorzubeugen. Eine Schwester stützte mich von vorn, für den Fall, dass mir schwindlig werden sollte.

Der Arzt markierte eine ausgewählte Stelle und desinfizierte die Haut drum herum. Anschließend betäubte er meinen Rücken lokal, nachdem ich ihm nur wenige Minuten zuvor tränenreich erklärt hatte, dass es für mich keinesfalls infrage kam, das Ganze ohne Betäubung durchzustehen.

Was ich als Nächstes spürte, war ein intensiver, tiefer Druck. Wie auf Kommando schluchzte ich herzzerreißend. Allerdings nur wenige Sekunden, bevor ich merkte, dass die ganze Prozedur eigentlich ja gar nicht wehtat. Ein heftiger Druck, als läge ein Stapel Bücher auf dem Rücken. Mehr nicht.

Schlagartig hörte ich auf zu weinen, und meine Mutter sah mich erschrocken an.

15 Minuten später lag ich bereits wieder dick eingepackt im Bett und hatte auf meinem Beistelltisch zwei große Fla-

schen Wasser stehen. Trinken ist nach einer Punktion wichtig, um Kopfschmerzen vorzubeugen.

»Keine Meningitis«, meinte der Arzt kurz Zeit später. Er runzelte die Stirn. »Hören Sie ab heute auf, Ihre Medikamente zu nehmen. Vielleicht handelt es sich hier um eine heftige Unverträglichkeit.«

Er warf einen weiteren Blick auf meine Krankenakte. »Und herzlichen Glückwunsch!«

Es war mein 22. Geburtstag.

Nach etwa fünf – sehr langen und schmerzhaften – Tagen ging es mir wesentlich besser. Das Fieber war verschwunden und auch mein Hautausschlag ging zurück. Mein Auge nahm eine fragwürdig aussehende gelbliche Farbe an. Offensichtlich hatte es sich tatsächlich um eine Art Unverträglichkeit gehandelt. Mit absoluter Sicherheit konnte man das allerdings nicht sagen.

Am Tag meiner Entlassung stellte ich mich noch bei der gastroenterologischen Internistin der Klinik vor, um das weitere Vorgehen zu besprechen. Ich brauchte ein neues Medikament.

Erneut Kortison war keine Option. Azathioprin war von nun an auch ausgeschlossen.

Sie sah mich direkt an: »Biologika.«

Als Biologika oder Biopharmazeutika bezeichnet man Arzneistoffe, die mit relativ aufwendigen biotechnologischen Verfahren hergestellt werden.

»TNF-Alpha-Blocker.« Ich verstand erst einmal auch nur Bahnhof. »Multifunktionale Signal- beziehungsweise Botenstoffe Ihres Immunsystems, zum Beispiel TNF-Alpha, mischen bei der Entstehung und Unterhaltung einer Entzündung im Körper mit. Wären Sie gesund, würden diese Botenstoffe die körpereigene Abwehr gegen Viren und Bakterien unterstützen. Bei Ihnen kommt es allerdings dauerhaft zu einer erhöhten Ausschüttung der Botenstoffe. Die Antikörper kämpfen dagegen an.«

Ich blickte noch immer etwas verwirrt in die Runde.

»Wir fahren im Grunde Ihr Immunsystem runter. Wenn es nicht mehr da ist, kann es sich auch nicht selbst angreifen.«

Klang wirklich super.

Mein Desinteresse musste mir anzusehen gewesen sein, denn die Ärztin wandte sich meinem Vater zu, der ihr konzentriert lauschte.

»Die Entzündungsprozesse werden dadurch gehemmt oder im besten Fall ganz zum Erliegen gebracht.«

Auf meine Frage, wie lange es dauern würde, bis eine Besserung eintreten könnte, antwortete sie mir, dass es oft bereits nach der ersten Gabe bergauf gehen würde.

Mega, gleich her damit. Eine andere Wahl blieb mir ja sowieso nicht.

Adalimumab, der Name meines neuen Medikaments, wird, je nach Schweregrad der Entzündung, in ein- oder mehrwöchentlichen Abständen verabreicht. Ich erhielt zu Beginn der Behandlung einmal wöchentlich eine Dosis, nach einem Monat schließlich alle zwei Wochen.

Die erste Ladung verabreichte mir mein Arzt, der mir erklärte, wie ich das Medikament in Zukunft selbst anwenden müsste.

»Nehmen Sie einfach hier einen Hautlappen am Bauch oder am Oberschenkel und setzen Sie den Pen an. Anschließend löst ein Drücken der Kappe den Mechanismus aus und schießt Ihnen durch eine Nadel den Wirkstoff in den Kreislauf.«

»Subkutan« nennt sich das Ganze. Der Wirkstoff gelangt nicht direkt über das Blut, sondern über das Unterhautfettgewebe in das System.

»Setzen Sie aber keinesfalls ab, solange die Anzeige am Pen nicht signalisiert, dass der ganze Wirkstoff in Ihrem Körper gelandet ist.«

Das verstand ich bei gut 800 Euro pro Pen natürlich.

Das einzige Problem war, dass ich generell nicht gut mit Nadeln bin. Und der Wirkstoff noch dazu brannte, als hätte man dem Ganzen Feuer zugesetzt.

So blieb es romantischerweise an Mark hängen, mir wöchentlich mein Immunsystem zu unterdrücken.

Die Wirkung ließ nicht lange auf sich warten. Konnte das wirklich die lang ersehnte Wunderwaffe sein? Adalimumab war der absolute Shit – natürlich im positiven Sinne. Es war, als wäre meine CED schlagartig aus meinem Leben verschwunden. Morbus wer?

Es gibt da diesen Ausdruck »sich zu früh freuen«.

Nebenwirkungen ließen nicht lange auf sich warten. Eigentlich waren diese von Anfang an da, doch ich konnte mich damit abfinden. Ab und zu mal ein Lippenherpes, was keine große Überraschung bei einem unterdrückten Immunsystem ist. Abgeschlagenheit am Tag der Spritze. Eine größere Vorsicht, was den Umgang mit Mitmenschen betraf – hatte jemand eine Erkältung, mied ich diese Person lieber. Ein geschwächtes Immunsystem bedeutet nun mal, dass man sich leichter etwas einfängt.

Aber das war alles ganz in Ordnung so. Es schien ein kleiner Preis zu sein für mein Leben, das ich wieder zurückbekommen hatte.

Drei Monate nach meiner ersten Dosis bemerkte ich zum ersten Mal, dass auf meinem Kopfkissen mehr Haare als sonst lagen. Nicht die üblichen paar Härchen, die man nachts eben verliert. Es war ein ganzer Haufen dicker, an der Wurzel ausgefallener Haare.

Ich brachte es nicht sofort mit Adalimumab in Verbindung.

Etwa sechs Wochen nachdem ich die ersten Haare auf meinem Kopfkissen gefunden hatte, besuchte ich zusammen mit meiner Mutter ein Perückengeschäft. Entlang meines Scheitels hatten sich beinahe kahle Stellen mit nur noch sehr dünnem, flusigem Haar gebildet. Ich hatte begonnen, mir zusätzlich Zink und Biotin einzuwerfen. Doch ein Besuch in einer Haarklinik hatte ergeben, dass der Großteil meiner Haarwurzeln schwer geschädigt war.

Eine eher seltene Nebenwirkung Adalimumabs.

Aus rein objektiver Sicht mag es drastisch erscheinen, was ich als Nächstes tat. Doch sobald ich erfahren hatte, dass in der Tat das Medikament für meinen Haarverlust verantwortlich war, sah ich keinen Weg mehr, es weiter einzunehmen.

Mein Arzt nannte es eine »rein kosmetische Nebenwirkung«, die aus seiner Sicht den Erfolg des Medikaments nicht mindern würde. Es versteht sich vielleicht von selbst, dass es sich bei diesem Arzt um einen Mann um die 50 aufwärts mit Glatze handelte.

Die Frau im Perückengeschäft sah mich mitleidig an. Vor mir befand sich, drapiert auf einigen Puppenköpfen, eine Auswahl an Modellen.

»Seit wann kriegen Sie denn eine Chemo?«, fragte sie schließlich.

Ich erklärte ihr, dass es sich bei mir um eine andere Art von Erkrankung handele, dass ich aber dennoch aufgrund des schweren Verlaufs sehr starke Medikamente zu mir nehmen musste.

Würde ich nun »endlich« krank aussehen? War das irgendein kosmischer Witz? Sollte mir das eine Art Lehre sein?

»Ach, dann seien Sie doch wenigstens froh, dass Sie keinen Krebs haben. Wenn Sie wüssten, mit welchen Schicksalen hier tagtäglich Kundschaft reinkommt …«

Ich schluckte.

Ja, ich hatte wirklich das große Gewinner-Los unter den Kranken gezogen.

Da war sie wieder, die Verbitterung. Verbittert darüber, nicht Krebs zu haben, klingt sehr absurd. Das trifft es auch so nicht auf den Punkt. Ich war natürlich nicht verbittert, weil ich nicht Krebs hatte. Ich verstand es allerdings noch nie, was Menschen dazu bewegt, Krankheiten untereinander zu vergleichen. Krebs ist ohne Zweifel eine der schlimmsten Krankheiten auf diesem Planeten und bedeutet immer noch für viele ein Todesurteil. Aber warum der ständige Vergleich? Warum sollte das Leid des einen das Leid des anderen relativieren? Es gibt zahlreiche Fälle von Krebs, bei denen der Tumor nach einer Behandlungsrunde zumindest bis auf weiteres nicht mehr wiederkehrt. Es gibt aber auch Fälle von chronisch entzündlichen Darmerkrankungen, bei denen der Patient ein Leben lang leidet und frühzeitig an den Komplikationen verstirbt. Ich weiß, dass ich mich glücklich schätzen kann, nicht an Krebs erkrankt zu sein. Ich weiß aber auch, dass es viele Erkrankungen gibt, die womöglich weitaus weniger schlimm als Morbus Crohn sind. Doch mir würde es niemals in den

Sinn kommen, eines anderen Leid zu verharmlosen, nur weil es rein theoretisch noch schlimmer sein könnte.

Warum um alles in der Welt muss man sich als Schwerkranker anhören, man hätte es noch gut erwischt? Warum fehlt es bei allem, was nicht sofort mit dem Tod assoziiert wird – allerdings durchaus auch damit enden kann – automatisch an Empathie?

Ich entschied mich hektisch gegen jede einzelne Perücke und verließ zusammen mit meiner Mutter das Geschäft. Ich konnte mich nicht von jemandem beraten lassen, der mir das Gefühl gab, mein Leid hätte keine Daseinsberechtigung.

Ich fand schließlich zwei Tage später in einem anderen Laden eine passende Perücke. Ich wollte nicht, dass meine Eltern, die mich sowieso schon während meines Studiums unterstützten, immer und immer wieder für mich Geld ausgeben mussten. Meine Krankenversicherung würde allerdings nur einen kleinen Bruchteil der Kosten für die teure Echthaarperücke übernehmen. Und weg waren meine Ersparnisse. Ich erinnere mich, wie ich vorm Spiegel sitzend ungehemmt geweint habe.

Ja, es waren »nur« Haare. Sie würden mit großer Wahrscheinlichkeit wieder nachwachsen. Alles würde wieder gut werden, ich würde nicht sterben.

Und trotzdem.

Es war die Ohnmacht, die mich überwältigte. Ich hatte meinen Optimismus jahrelang bewahrt, hatte unzählige Krankenhausbesuche und Medikamente über mich ergehen lassen, Freundschaften zerbrechen sehen, mit blutigem Hintern zu Hause im Badezimmer gelegen.

Und nun saß ich hier, und alles, worüber ich bisher noch ein bisschen Kontrolle hatte, schien sich in Luft aufzulösen.

Das einzige Medikament, das in all der Zeit Wirkung gezeigt hatte, kostete mich mein Gesicht.

Ich erinnere mich nicht mehr allzu gut an diese Zeit. Es war der dunkle Nebel, der in diesen Monaten meine Wahrnehmung trübte. Mark studierte in London. Meine Mutter musste meine Haare, oder was noch davon übrig war, waschen und föhnen, während ich mir dabei die Augen zuhielt. Ich konnte es nicht ertragen.

Ich setzte Adalimumab unter Beobachtung meines Arztes ab. Ich weigerte mich, ein weiteres Medikament auszuprobieren. Mir war alles egal, ich würde nichts versuchen, bis ich mein Haar zurückhatte.

Mein Crohn spielte mit. Bei all dem seelischen Leid, das dieses Medikament mir zugefügt hatte, es hatte im Grunde auch seinen Zweck erfüllt.

Ich war in Remission.

Ich dachte in dieser Phase nicht viel an meine Krankheit. Wo immer es möglich war, vergaß ich schlichtweg, dass ich je krank gewesen war. Dieser Teil gehörte der Vergangenheit an.

Nachdem ich drei Jahre später nach dem Hawaii-Trip an Arthritis erkrankte und auch der Crohn sich wieder meldete, war allerdings eine erneute medikamentöse Behandlung unumgänglich.

Mein Arzt und Rheumatologe empfahlen ein Medikament namens Methotrexat, welches sowohl in der Rheumatologie als auch Gastroenterologie eingesetzt wird. Methotrexat verursachte einige Monate später eine chronische Magenschleimhautentzündung. Mit Medikamenten hatte ich es wohl einfach nicht so.

Eine Darmspiegelung und ein MRT zeigten schließlich, dass im Bereich des ileokökalen Übergangs – der Bereich zwischen Dünndarm und Dickdarm – eine starke Entzündung brodelte und der Darm an dieser Stelle auch schon sehr beschädigt war, beinahe löchrig, wie sich nur Wochen später nach der Operation herausstellen sollte.

Meine Erfahrungen mit Medikamenten waren bisher also nur mäßig erfolgreich gewesen. Mittlerweile im siebten Jahr nach meiner Diagnose war ich einfach nur müde.

Immunsuppressive Biologika, die wie Adalimumab als TNF-Alpha-Blocker wirken, kamen für mich eigentlich nicht mehr infrage. Die Wirkstoffe hier sind alle sehr ähnlich. Auch wenn es keinen konkreten Anhaltspunkt dafür gab, sicher noch mal beinahe alles an Haaren zu verlieren, waren sie für mich keine Option. Nur kurze Zeit später wurde nach ausführlichen Überlegungen der betroffene Teil meines Dünndarms entfernt. Zwei Wochen darauf kam es durch eine nicht vorhersehbare Komplikation zu einer weiteren Operation, welche mir mein Stoma bescherte. Letztendlich wurde das Ileostoma einige Zeit später wieder zurückverlegt, und ich befinde mich bis heute in einer sogenannten Quasi-Heilung. Sicherlich kann jederzeit ein neuer Schub auftreten. Das ist die Natur einer chronisch entzündlichen Darmerkrankung wie Morbus Crohn. Muss man so hinnehmen. Aber momentan ist alles im Darm, was vom Crohn je angegriffen wurde und was auch meine Arthritis ausgelöst hat, raus, und das Gefühl ist einzigartig.

Man weiß natürlich nicht, was in fünf Monaten passiert. Oder in fünf Jahren oder in zehn. Ich weiß jedoch, dass es immer wieder einen neuen Weg gibt, dem Crohn den Kampf anzusagen.

Was sonst noch hilft

Ich bin eine Skeptikerin. Immer und sowieso, in allen Bereichen des Lebens. Prinzipiell vertraue ich der Schulmedizin in allen Belangen. Dennoch finde ich es mittlerweile etwas ermüdend und fragwürdig, wenn Menschen darauf beharren, dass wirklich gar nichts anderes dabei helfen könnte, die Beschwerden bei einer CED einzugrenzen. Ich rede natürlich nicht von Heilung, die es ja sowieso nicht gibt, sondern davon, wie sich die Schmerzen lindern lassen und eine Remissionsphase unterstützt werden kann.

Bis vor wenigen Jahren nannte man die Maßnahmen, die dazugehören, »Alternativmedizin«. Heute sagt man dann doch eher öfter »Komplementärmedizin«, weil sie die Schulmedizin im besten Fall ergänzt. Idealerweise führt das an einem gewissen Punkt dann dazu, dass die Komplementärmedizin ein so stabiles »Standbein« bildet, dass schwere Medikamente wie Immunsuppressiva oder Kortikoide abgesetzt werden können und eine Remissionsphase sich allein durch beispielsweise naturheilkundliche Behandlungsweisen über einen möglichst langen Zeitraum aufrechterhalten lässt. Komplementäre Behandlungswege können die Schulmedizin keinesfalls ersetzen – es wäre absolut lebensmüde, während eines Darmverschlusses in aller Ruhe einen Kräutertee zu schlürfen und zu schauen, ob er den Knoten im Darm auf magische Art und Weise irgendwie lösen wird.

Zwei große Ansatzbereiche der Komplementärmedizin sind die Naturheilkunde, also zum Beispiel das Umstellen der Ernährung, und der Einsatz von Entspannungsverfahren, unterstützt durch Bewegung und ein gesundes Level an Fitness. Ob solche Methoden im Endeffekt zu einer Verbesserung des Gesundheitszustandes und Wohlbefindens beitragen, hängt sehr davon ab, wie der Patient gebaut ist und sie oder er darauf reagiert. Über komplementäre Behandlungsmethoden zu urteilen, die man selbst nicht am eigenen Körper erfahren hat, finde ich demnach persönlich etwas schwierig. In den vergangenen zwölf Jahren mit dieser Erkrankung haben ich ein relativ breites Spektrum an medikamentösen, operativen und eben auch komplementären Behandlungswegen durchlaufen, bei denen manche besser und manche weniger gut wirkten. In jedem Fall sollte immer ein Arzt miteinbezogen werden.

Schlauer essen – ein Mythos?

Ähnlich wie bei der Medikation steht man beim Thema Ernährung zunächst einmal einem riesigen Berg an Informationen gegenüber, mit denen man nichts anzufangen weiß und die sich nicht selten widersprechen. Zeitschriften, Bücher, das weltweite Netz, Erfahrungsberichte anderer Betroffener, gut gemeinte Tipps durch Bekannte und Freunde, skeptische Ärzte. Jeder hat etwas anders zu sagen. Und schon ist man überfordert. In einem Punkt stimme ich den vielen verwirrenden Beiträgen und Aussagen jedoch zu: Es gibt definitiv nicht die Lösung, die sofort und für jeden passt. Es gibt allerdings bestimmte Ansätze, die immer wieder Erfolge zeigen und für CED-Patienten von entscheidender Bedeutung sein können.

Das erste Mal, als ich mich ernsthaft mit dem Thema Ernährung auseinandergesetzt habe, war einige Jahre nach meiner Diagnose, bereits nach meiner Behandlung mit Adalimumab. Das heißt, mein Morbus Crohn befand sich eigentlich so weit unter Kontrolle und ich erfreute mich eines andauernden und relativ guten Allgemeinzustandes.

Trotzdem stellte ich ein immer wiederkehrendes Muster fest: Ich esse Brot, und die Hölle bricht los. Und mit Hölle meine ich wirklich Hölle. In Form von Durchfällen und ständigen Blähungen.

Anfangs versuchte ich noch, die Sache schlichtweg zu ignorieren, so weit es ging. Brot schmeckt mir einfach zu gut und die Vorstellung, darauf verzichten zu müssen, war schlimm. Wie bitte sollte man denn ohne Brot überhaupt überleben? Unmöglich. Außerdem befand sich mein Crohn doch in Remission.

Also gab es weiter Brot zum Frühstück, ein Sandwich als Salatbeilage zum Mittag und abends dann eventuell etwas weniger Brot, aber irgendwo dabei war es doch immer.

Nachdem es Mark bald unmöglich war, sich ohne eine Art Nahtoderfahrung nachts ein Bett mit mir zu teilen, wusste ich, es war Zeit, etwas dagegen zu unternehmen. Also tat ich das, was heutzutage jeder normale Mensch mit Internetzugang macht: Dr. Google.

Wow.

»20 Minuten – so klappt der Brotgenuss ohne Blähungen.«

»Autoimmunerkrankung Zöliakie – wenn Brot krank macht.«

»Vorsicht vor Furzbrot.«

Furzbrot? Auch Zöliakie klang irgendwie … nach mir.

Die Anzahl an Treffern war jedenfalls überwältigend.

Und erneut tat ich genau das, was jeder normale Mensch als Nächstes macht: Ich lief völlig überfordert zu meinem Arzt.

Dieser beäugte mich zuerst etwas skeptisch, als ich ihn fragte, ob meine Beschwerden tatsächlich davon abhängig sein könnten, was ich tagtäglich so in den guten alten Schlund hineinbefördere. Ich konnte es ihm nicht verübeln, schließlich ist er Facharzt und darauf trainiert, alles, was im Körper falsch läuft, erst einmal in aller Vorsicht mit schwersten Geschützen in Form von Medikamenten zu attackieren.

»Durchfälle und Blähungen? Haben Sie auch andere Beschwerden, wie Sie sie zu Schubzeiten erfahren hatten?«

Ich dachte nach. Eigentlich nicht so wirklich, aber vielleicht auch ein kleines bisschen. Ich war aber auch nicht absolut sicher. Ab einem gewissen Zeitpunkt hatten sich meine Symptome »relativiert«.

»Manchmal weiß ich wirklich nicht, ob ich beschwerdefrei bin oder mich einfach nur an den Schmerz gewöhnt habe«, meinte eine Bekannte einmal, die an einer aggressiven Form von rheumatoider Arthritis leidet.

Genau so ging es mir auch und geht es mir noch heute. Die Schmerzgrenze verlagert sich nach Jahren mit einer chronischen Erkrankung einfach auch nach oben. Beziehungsweise gewöhnt man sich an den Schmerz und stumpft ab. Oder man wird langsam zum Roboter, wer weiß. Ich verdrehe jedenfalls oft die Augen, wenn Mark an der berühmt-berüchtigten Männergrippe leidet und angeblich kurz vorm Dahinscheiden ist.

Nachdem ich meinem Arzt meine Beschwerden und Beobachtungen etwas genauer dargelegt hatte, ließ er sich schließlich auf einen Versuch ein, und ich verließ die Praxis mit einem kleinen Ernährungstagebüchlein und dem Auftrag, für eine Dauer von zwei Wochen alles, was ich zu mir nehme, akribisch mit Uhrzeit und eventuellen Veränderungen meines Wohlbefindens zu dokumentieren.

Zusätzlich überprüfte er meine Blutwerte, um einen erneuten Morbus-Crohn-Schub auch wirklich ausschließen zu können.

Gleich zu Beginn dieses Modellversuchs sah ich mich in Versuchung, ein eher untypisches Essensmuster anzunehmen. Gesünder als sonst.

»Also das bringt ja nun wirklich nichts, wenn du nicht so isst wie gewohnt«, merkte Mark an, als ich am zweiten Abend in Reihe Tomatenomelette und Gemüsesticks mit fettarmem Dip zu mir nahm.

Er hatte recht. Die nächsten zwei Wochen über aß ich also wie gewohnt, und auf den Tag genau drei Wochen nach meiner Erstvorstellung saß ich wieder bei meinem Arzt im Sprechzimmer.

Er las mit gerunzelter Stirn und konzentriertem Blick mein Ernährungs- und Furztagebuch.

Dann lachte er kurz und verzweifelt auf.

»Sie essen ja auch wirklich alles quer durch die Bank. Das ist jetzt fast ein bisschen schwierig zu beurteilen, was hinter den Gasen stecken könnte.«

Meine Blutwerte zeigten zusätzlich eine leichte Erhöhung des CRP-Werts, was auf eine Entzündung hinwies. Da sich aber meine »typischen« Crohn-Schmerzen noch in Grenzen hielten, konzentrierten wir uns ausschließlich auf das, was ich zu mir nahm, bevor es gleich wieder Medikamentenzeit war.

Ein weiterer Bluttest sollte etwas Licht auf die ganze Sache werfen und mögliche Ernährungsunverträglichkeiten zutage bringen.

14 Tag später saß ich also zum dritten Mal in wenigen Wochen bei meinem Arzt.

»Hm.«

Dieses »Hm« klang nicht so gut, es klang eigentlich gar nicht gut. Keiner sagt: »Hm, das ist ja alles völlig wunderbar, Sie können nach Hause gehen.« Ich machte mich auf das Schlimmste gefasst. Arrivederci, Pizza und Pasta!

»Sie haben beinahe durch die Bank Stufe vier an Unverträglichkeit, eigentlich überall, außer bei Fleisch und ein paar einzelnen Gemüsesorten.«

Er reichte mir die Liste mit meinen Ergebnissen. Hinter zahlreichen Lebensmitteln, von Früchten wie Äpfeln über Gemüse wie Gurken bis hin zu Erdnüssen und Mandeln oder auch Hefe und Hühnerei befanden sich lange, dicke rote Balken, die ganz klar eine Unverträglichkeit der höchsten Stufe indizierten.

Doch mein Blick blieb hauptsächlich an zwei anderen Balken hängen oder, besser, an zwei anderen Abschnitten.

Gluten, sprich Weizen, Roggen, Gerste und so weiter. Und Kuhmilch.

»Bei Ihnen handelt es sich zumindest nur um eine Unverträglichkeit und keine Allergie. Das hier heißt jetzt nicht, dass Sie zwangsläufig ein Leben lang auf diese Nahrungsmittel verzichten müssen.«

Ich nickte etwas geknickt.

»Allerdings sehe ich es grundsätzlich etwas schwierig, Sie so zu entlassen. Ihre Werte sind leicht erhöht und Sie klagen über Durchfall. Meiner Meinung nach wäre eine medikamentöse Behandlung durchaus sinnvoll.«

Er blickte mich nachdenklich an.

»Versuchen Sie die nächsten Wochen einfach mal, Ihre Ernährung umzustellen. Sobald es allerdings schlimmer statt besser wird, melden Sie sich unverzüglich.«

Einfach mal die Ernährung umstellen.

Das Ziel war ja das gleiche, das man auch mit Medikamenten verfolgt hätte – nämlich die leichte Entzündung und die Beschwerden im Darm zu reduzieren und ihn ruhigzustellen.

Etwas beklommen ging ich mit der Liste in der Hand nach Hause. Ein kurzer Blick in den Kühlschrank zeigte, dass eigentlich fast alles, was sich darin befand, unter meiner neuen Diät keine Existenzberechtigung mehr hätte.

Ich gönnte mir erst einmal eine große Käsesemmel und dachte genüsslich mampfend nach. Das war im Jahr 2013. Gluten- und laktosefreie Diäten waren nicht mehr die neueste Sensation. Zwar auch nicht total verbreitet, aber definitiv kein absolutes Neuland.

Ich räumte konsequent den Kühlschrank und die Regale frei und erstellte ein kleines Paket für Mark, den essenstechnischen Mülleimer in unserer Beziehung.

Was übrig blieb, war ernüchternd: ein Glas Marmelade und etwas Schinken.

Kartoffelchips? Weg, Hefe drin. Milkas dunkle Schokolade? Rausgeschmissen, Milchpulver drin. Die Lieblingsgummibärchen von Haribo? Süßmolke.

Online deckte ich mich mit glutenfreien Nudeln ein, die ich mir eigentlich nicht leisten konnte. Einige wenige Sorten Brot gab es auch, doch natürlich nur mit Hefe. Im Reformhaus um die Ecke erhielt ich diverse Sojaprodukte und ausschließlich maishaltige Bio-Cornflakes.

Nach zwei Tagen war ich mir sicher, ich würde den Hungertod sterben.

Es war nicht so, dass es für mich auf einen Schlag völlig unmöglich wurde, mich zu ernähren. Es gab eine Unzahl an Dingen, die ich weiter essen konnte: Reis, Kartoffeln, Fleisch, gegartes Gemüse, Tofu, Zartbitterschokolade.

Aber das schmeckte alles wie Arsch und Friedrich. Ich brauchte Brot, ich brauchte Nudeln. Und zwar jetzt.

Doch was ist eigentlich Gluten und warum könnte es für unseren Darm schädlich sein? Gluten ist ein Klebereiweiß, das in den meisten Getreidesorten enthalten ist. Besonders im allseits beliebten Weizen ist sein Anteil hoch. Es sorgt zum Beispiel dafür, dass ein Teig klebrig ist und gute Backeigenschaften aufweist. Gluten wird auch in vielen industriell gefertigten Nahrungsmitteln verarbeitet (Fertigpizza, Frikadellen, Würste, Kroketten, Paniertes, Bier, Tütensuppen, Pommes – wenn sie vorher mit Mehl und Gewürzmischungen bestäubt wurden et cetera et cetera). Sogar in Medikamenten, Zahnpasta und Kosmetikprodukten kann es enthalten sein.

Klingt ungünstig für jeden, der darauf verzichten möchte.

Ob es nun wirklich dem Darm schadet, ist in Fachkreisen noch immer sehr umstritten.

Es gibt jedoch einige Theorien, die versuchen, in Grundzügen nachzuvollziehen, wie Gluten und die darin enthaltenen Stoffe ein Problem darstellen könnten. Einer dieser Theorien zufolge könnte es dort unten demnach so ausschauen: Unser Darm hat ja eigentlich widersprüchliche Aufgaben. Er soll wichtige Nährstoffe aus unserer Nahrung über die Darmwand aufnehmen und diese durchlassen, aber schädlichen Bakterien und Giftstoffen den Weg durch dieselbe Darmwand versperren. Hier bedient sich unser Darm eines raffinierten Systems an Transportmechanismen und Schutzbarrieren. Von Bedeutung sind hierbei vor allem sogenannte enge Verbindungen, die sich zwischen den Darmzellen befinden und das Ganze mehr oder weniger dicht machen.

Das führt uns zur Autoimmunerkrankung Zöliakie, bei der eine Glutenallergie vorliegt. Dabei wurde entdeckt, dass bei vielen Patienten nach Verzehr von Gluten vor allem das körpereigene Protein Zonulin in Überschuss vorhanden ist. Zonulin kann die Spalten zwischen den Darmzellen erweitern. Passiert das nun über einen längeren Zeitraum, bedeutet das, dass die Spalten zwischen den Zellen zu lange geöffnet sind. Deswegen kommen nun auch Substanzen durch die Darmwand, die da eigentlich nicht durch sollen, beispielsweise große Eiweißmoleküle. Es bilden sich durch diesen Vorgang im Körper womöglich Entzündungen, die dem betroffenen Gewebe – in diesem Fall vor allem dem Darm – schaden und ihn bezüglich der Nahrung, die er nicht verdauen kann, sensibilisieren.

Wo kommt aber nun Gluten ins Spiel? Gliadin, eines der beiden Proteine, aus welchen Gluten besteht, ist nicht nur schwer verdaulich, da es nicht teilbar ist, sondern führt nachweislich zu einem verstärkten Ausstoß von Zonulin im Darm.

Ist das Immunsystem beziehungsweise der Darm – wie bei einer CED – nun schon vorbelastet, verstärkt das womöglich wie bei einer Zöliakie den Effekt, den Gluten auf unseren Körper haben kann.

In den ersten Wochen nach meiner Ernährungsumstellung wurde ich zunächst deutlich schmaler, mein Geldbeutel allerdings auch. Ersteres lag hauptsächlich daran, dass es unterwegs nicht mehr möglich war, mal schnell eine Breze hinunterzuschlingen oder andere schnelle Snacks zu genießen. Die Nachfrage nach glutenfreien und sojabasierten Produkten war zu diesem Zeitpunkt noch relativ gering. Dementsprechend teuer und schwierig zu erhalten waren die Nahrungsmittel, die ich in meinen Alltag einzubauen versuchte.

Mittlerweile gibt es ja in jedem Supermarkt ein riesiges Arsenal an glutenfreien und laktosefreien Produkten. Auch Restaurants haben oft Speisekarten, auf denen detailliert vermerkt ist, welche möglichen Allergene genau in den zubereiteten Speisen stecken.

Das war allerdings nicht immer so.

Nichts litt anfangs so sehr unter der neuen Diät wie mein Sozialleben. Es war beinahe unmöglich, auswärts mit Freunden oder mit Mark essen zu gehen. Es gab zu diesem Zeitpunkt kaum Restaurants, die auf Unverträglichkeiten oder Lebensmittelallergien eingestellt waren.

Sobald ich ein rein nach der Speisekarte für mich womöglich passendes Gericht gefunden hatte – meistens Fleisch mit Salzkartoffeln oder Reis – ging die Fragerei los.

»Ist in diesem Gericht Gluten drin? Oder Laktose oder Hefe? Also bitte fragen Sie auch genau nach, ob mit irgendwelchen Zusatzstoffen gekocht wird. Oft haben Soßenzusätze Gluten drin. Oder Soßen werden mit Sahne verfeinert. Gewürze enthalten oft Hefe, bitte achten Sie da ganz besonders darauf.«

Ein Augenrollen war mir in diesen Fällen immer sicher.

Das Ganze sollte seinen Höhepunkt übrigens wenige Jahre nach meiner Umstellung erreichen. Ich war zusammen mit meiner Freundin Sophie für ein Wochenende in die tschechische Hauptstadt gereist. An unserem ersten Abend fanden wir nach einem Sightseeing-Tag in einem Restaurant, das noch freie Plätze draußen direkt in der schönen Altstadt bot, völlig ausgehungert einen Platz zum Essen. Ein Blick auf die Karte verriet mir allerdings, dass es schwierig werden würde, ein passendes Gericht zu finden. Allergene wurden nicht angegeben und alle Gerichte waren – in schlechtem Englisch erklärt – mit diversen sahnigen Soßen zubereitet. Ich entschied mich für meine »sichere Wahl« in Fällen wie diesen: mehrere Beilagen wie Kartoffeln und Reis mit gedünstetem Gemüse bestellen. Lieber keine Hauptspeise.

Nachdem Sophie ihre Bestellung aufgegeben hatte, blickte mich der Kellner erwartungsvoll an.

»Die Kartoffeln und den Reis, bitte«, bestellte ich auf Englisch.

Er schüttelte den Kopf. »No.« Wieder der Blick und ein hektisches Tippen seines Stiftes auf den Notizblock.

Ich dachte erst, ich hätte mich verhört, und wiederholte meine Bestellung.

Er schüttelte wieder vehement den Kopf und wurde in seinem gebrochenen Englisch überproportional laut: »Bestellen Sie etwas Richtiges zu essen oder verlassen Sie dieses Restaurant.«

Ein paar Gäste drehten sich zu uns um.

Mein Kopf wurde ziegelrot. Sophie blickte erst den Kellner und dann mich ungläubig an.

Ich erklärte ihm, so leise ich konnte, dass ich aus gesundheitlichen Gründen nichts anderes essen könnte, außer er könne mir ganz genau sagen, was in seinen Speisen drin wäre.

Er unterbrach mich allerdings schon bevor ich meinen Satz zu Ende sprechen konnte mit einem erneuten Kopfschütteln und streckte die Arme abweisend in die Höhe.

Das war der Moment, in dem es Sophie reichte.

»Wenn Sie nicht wollen, dass diese junge Frau Ihnen nach ihrer Mahlzeit womöglich sofort hier auf den Boden scheißt, dann bringen Sie ihr jetzt gefälligst das, was sie bestellt hat.«

Es wurde still um uns herum. Der Kellner sah sie mit einem entgeisterten Gesichtsausdruck an. Ich wette, meiner war nicht viel anders.

Er schüttelte ein letztes Mal seinen Kopf und machte sich davon in Richtung Küche.

Kurz darauf kamen unsere Bestellungen. Ich beäugte meinen Reis und überlegte, ob sich nun Spucke des Kellners darin befand oder nicht.

Später im Hotel dankte ich Sophie dafür, dass sie sich so für mich eingesetzt hatte – auch wenn die Wortwahl vielleicht etwas drastisch ausgefallen war.

»Aber es hat funktioniert, oder?«, zwinkerte sie mir zu.

Total.

Was auch funktionierte, war meine neue Diät. Meine Entzündungswerte gingen zurück, meine Blähungen und Durchfälle ließen nach.

Meine Remission hielt an.

Nach und nach – mir ging es mit jedem Monat besser – lockerte ich meine Diät, und nach einem Jahr war es mir auch wieder möglich, einiges an Gemüse und Obst zu essen, auf das ich vorher verzichtet hatte. Mein Darm schien sich zu erholen. Selbst ein Schlückchen Milch hin und wieder verzieh er mir. Worauf ich allerdings seit mittlerweile fast fünf Jahren konsequent verzichte, ist Gluten.

Ein weiterer Tipp, der in CED-Kreisen wirklich auffällig häufig auftaucht, ist dieser: kohlenhydrat- und zuckerarme

Ernährung. Ketogen, Paleo, Steinzeitdiät, Specific-Carbohydrate-Diet, auch genannt »die Crohn-Diät« – das Konzept hat viele Namen, doch was die Diäten im Grunde ausmacht, ist ein weitestgehender Verzicht auf Kohlenhydrate wie Zucker und Stärke. Fette und Eiweiß hingegen stehen ununterbrochen auf dem Speiseplan.

Ich war anfangs, wie so oft, nicht unmittelbar beeindruckt.

»Mhm, ja, okay« ist ehrlich gesagt meistens meine Reaktion, wenn ich etwas zur Ernährung bei einer CED lese. Im Grunde hat man 200 verschiedene Ansätze, bei denen aber jeder eine anderes Prinzip hat. Und nichts davon ist wirklich wissenschaftlich erwiesen. Das ist meine glutenfreie Ernährung allerdings auch nicht, nur, dass sie mir guttat, konnte ich nicht leugnen. Sicherlich könnte man argumentieren, der Crohn sei letzten Endes ja doch wieder zurückgekommen. Aber mit meiner Ernährungsumstellung hatte ich nie den Anspruch, den Crohn komplett zu besiegen. Sie sollte einfach nur eine Remissionsphase unterstützen, und das tat sie definitiv.

Stellen CED-Patienten ihre Ernährung um, ist immer das Ziel, wie eigentlich bei Medikamenten auch, dass der Darm sich regenerieren kann und man ihm durch bestimmte Nahrungsmittel nicht noch mehr zumutet. Auf Kohlenhydrate wird ja bekanntlich häufig bei Diäten, durch die schnell an Gewicht verloren werden soll, verzichtet. Aber warum sind sie womöglich auch noch schädlich für unser Verdauungsorgan?

Logisch erklären könnte man das so: Sehr vereinfacht gesagt schlucken wir zwei Arten von Kohlenhydraten: einfache und komplexe. Einfache kann der Körper leichter aufnehmen und verdauen, komplexe hingegen eher nicht so, da diese erst unter hohem Energieaufwand gespalten werden müssen.

Schafft es nun unser Darm eben nicht, diese komplexen Kohlenhydrate aufzubrechen und zu verdauen, dienen sie womöglich diversen Bakterien im Darm als Nahrung und Basis, sich zu vermehren. Dies wiederum führt zu verstärkter Gasbildung, neben Blähungen könnte so womöglich auch eine Entzündung im Darm aufrechterhalten werden. Aber auch einfache Verbindungen, wie sie in Haushaltszucker und Weißmehlprodukten zu finden sind, könnten Entzündungen im Darm begünstigen.

Die grundlegende Idee hinter einer kohlenhydratarmen Ernährung bei einer chronisch entzündlichen Darmerkrankung ist nun, ein derartiges Szenario durch einen Verzicht auf Kohlenhydrate weitgehend zu verhindern.

Ich weiß, immer dieser Konjunktiv. Unzählige Diäten versprechen goldene Berge. Wenn sie das könnten, wären sie allerdings längst allgemeingültig. Fällt das Wort »Heilung«, sollte man generell skeptisch sein. Wie so oft im Leben ist es eigentlich ratsam, einfach mit geringen Erwartungen an die Sache heranzugehen. Natürlich nicht gleichzusetzen mit einer negativen Einstellung – die darf man nämlich absolut nicht haben. Nötig sind Disziplin, Geduld und die Haltung, möglichst unvoreingenommen die neue Ernährungsweise auszuprobieren. Es gibt nicht die eine Diät, die Schlag auf Schlag zu einer Lösung aller Probleme führt. Aber eine aufmerksame Einstellung gegenüber Gluten und Kohlenhydraten und dem Thema Ernährung generell ist sicherlich ein guter Anfang und zumindest einen Versuch wert.

Ich versuchte auch die ketogene Ernährungsweise – selbstverständlich nach gastroenterologischer Absprache und unter ärztlicher Überwachung – für sechs Monate. Um ehrlich zu sein: Ich merkte keinen großen Unterschied zu meiner glutenfreien Ernährung. Es ging mir nicht schlechter, es ging mir aber auch nicht besser. Ich fühlte mich generell etwas leichter und fitter, was allerdings daran gelegen haben könnte, dass ich einfach ein paar Kilos verlor. Doch rein aus der Sicht meines Darmes betrachtet tat sich nicht viel. Sicherlich kann man auch argumentieren, dass ich den Versuch in einer sowieso beschwerdefreien Phase gestartet hatte.

Ein Grund, warum man bei vielen Diäten generell schnell gerne die Flinte ins Korn wirft – und dann die Flinte isst –, ist sicherlich die schwierige Umsetzung im Alltag. Wie schon damals bei der Umstellung auf eine glutenfreie Ernährung musste ich mich völlig neu orientieren, Rezepte recherchieren, neue Produkte ausprobieren. Das Internet und Blogs von Gleichgesinnten helfen einem heutzutage allerdings, man ist nicht komplett auf sich alleine gestellt. Auch das anfängliche Magenknurren und die Lust auf Pasta und Gummibärchen verschwanden, wie so viele Gelüste, nach einer Weile.

Die große Welt der Ernährungsansätze ist vor allem zu Beginn verwirrend, beizeiten sogar frustrierend. Auch ich hätte gerne die Diät, die für alle CED-Patienten universal gültig ist. Eine meiner besten Freundinnen hatte weder mit glutenhaltiger noch mit glutenfreier Ernährung Erfolg und schwört seitdem auf einen nahezu kompletten Verzicht auf Kohlenhydrate. Ich kenne jedoch auch Menschen, sowohl gesunde als auch darmkranke, die der guten alten Ernährungspyramide folgen und damit glücklich und beschwerdefrei leben.

Es gibt keine Wunderdiät. Wenn es diese gäbe, würde sie jeder befolgen. Es gibt allerdings viele logische und gute Ansätze, die Experten ständig weiterentwickeln und bei denen eigentlich für jeden etwas dabei sein könnte. Sich querzustellen, ohne es überhaupt zu versuchen, bringt keinem etwas. Am allerwenigsten dem Darm.

»Beweg dich doch mal, du faule Kartoffel«

Dieser Satz, den ich die vergangenen Jahre oft zu hören bekam, ist meist gut gemeint. Ich war als Kind und auch als Jugendliche sportlich sehr aktiv. Meine Eltern mussten sehr erleichtert gewesen sein, als das hyperaktive Kind endlich eine Anlaufstelle zum Austoben gefunden hatte. Von Fußball über Leichtathletik bis hin zu ausgiebigen Wanderungen – ich konnte eigentlich nicht genug von den Endorphinen an der frischen Luft kriegen. Als schließlich mit Anfang 20 die Worte »chronische Krankheit« und »unheilbar« durch den Raum schwirrten, versetzte mir das erst einmal einen Stich ins Herz. Chronisch krank und unheilbar sind nicht gerade Adjektive, die man mit Sport und Fitness in Verbindung bringt.

»Hat das irgendwelche Auswirkungen auf Sport?«, war also eine meiner ersten Fragen an meinen Arzt.

Seine Antwort war einfach: »Jein.«

Dass eine Erkrankung Sport generell erschweren oder verhindern kann, liegt auf der Hand: Man ist zu erschöpft. Man hat Schmerzen. Es muss immer ein Klo in der Nähe sein. Kommt eben vor.

Ärzte sind sich allerdings einig, dass Sport definitiv keine negativen Auswirkungen auf die Erkrankung hat und – am wichtigsten – auch keinen Schub auslösen kann. Im Gegenteil,

Sport kann sich sogar positiv auf den Krankheitsverlauf auswirken. Warum?

Punkt eins: En-dor-phi-ne. Es ist kein großes Geheimnis: Sport macht glücklich und ist Balsam für Körper und Seele. Bewegung fördert das Ausschütten von Glückshormonen. Stresshormone werden herunterreguliert und gleichzeitig verbessert sich das allgemeine Wohlbefinden. Jeder kennt es – wird Laufen oder Yoga oder irgendeine Art von Bewegung konsequent durchgezogen, erhöht das nicht nur den Fitnesslevel, sondern auch das Selbstbewusstsein. Man ist einfach besser drauf. Das gilt für Betroffene einer chronisch entzündlichen Darmerkrankung genauso wie für jeden anderen.

Sport stärkt zudem das Immunsystem. CED-Patienten haben von Haus aus eine geschwächte Abwehr. Medikamente, die bei einem akuten Schub zum Einsatz kommen, setzen sie oft zusätzlich herab. Sport, vor allem Ausdauersport, hingegen wirkt sich nachweislich positiv auf das Immunsystem aus und stärkt dieses, da die Zahl der Abwehrzellen durch regelmäßige Bewegung steigt.

Klingt alles ganz gut, in der Praxis schaut es allerdings oft anders aus. Vor allem während Schubphasen oder in der Phase, in der diese abklingen, hat man wirklich absolut keine Energie, sich zum Sport zu bewegen. Man kann ja oft nicht mal das Bett verlassen.

Ich versuche es dennoch, so oft es geht. Manche Tage sind besser als andere. Manchmal stehe ich morgens um halb sieben auf, plane den Tag durch und laufe im Anschluss zusammen mit meinem Hund an der Isar entlang. Manchmal. Also ab und zu. Doch oft schaffe ich es nicht vor zehn aus dem Bett und schleppe mich den ganzen Tag nur zwischen Couch und

Kühlschrank hin und her – vielleicht noch zur Toilette. Um Spaß an einer Sportart zu gewinnen, gilt generell die Devise, ihn regelmäßig zu betreiben und sich langsam zu steigern. Dass man die eigene Leistungsgrenze erkennt und sein Limit nicht überschreitet, versteht sich von selbst. Und ist irgendwann mal ein schlechter Tag dabei, bedeutet das nicht das Ende. »Besser als gar nichts«. Ob Laufen oder Fußball, Spazierengehen oder Yoga, es gibt kein objektives »falsch« und »richtig«, wenn es um den eigenen Körper geht. Manchmal greife ich einfach zum Hula-Hoop-Reifen und schaue nebenbei eine Folge auf Netflix.

In gesunden Phasen ein regelmäßiges Maß an Sport zu treiben, kann man sogar als eine Art Puffer für Schubphasen ansehen. Denn ein gewisses Level an Fitness hat, neben den »üblichen« positiven Auswirkungen, besonders für an einer CED Erkrankte Vorteile. So banal es klingt, aber es hilft mir, nach einem Schub wieder schneller auf die Beine zu kommen.

Denn, ganz vereinfacht gesagt, ein fitter Körper kann sich während einer schlechten Phase besser verteidigen. Einfach mal grundlegend betrachtet: Man ist wegen einer Darmoperation im Krankenhaus oder erleidet einen heftigen Schub – was, wenn jetzt auch der Rest vom Körper absolut unfit ist? Wie soll sich der Darm erholen, wenn zusätzlich noch das Herz-Kreislauf-System geschwächt ist? Man fängt im Anschluss an einen Schub oder eine Operation außerdem nicht wieder bei null an. Das sogenannte Muskelgedächtnis sorgt dafür, dass dort, wo schon einmal für längerer Zeit Muskeln vorhanden waren, diese auch wieder schneller aufgebaut werden.

Natürlich gibt es auch Situationen, in denen es herzlich wenig Sinn ergibt, dem eigenen Körper mit aller Gewalt Sport aufzuzwingen. Vor allem in Schubphasen braucht der Körper eben einfach Ruhe – Entzündungsprozesse im Darm belasten ihn dann schon stark genug. Ein weiteres Thema, das CED-Sportler oft beschäftigt, ist die längere Einnahme von Kortikoiden wie Prednisolon und deren Folgen auf die Knochendichte. Im Extremfall kann sich diese tatsächlich vermindern bis hin zu einer Osteoporose. Gute Alternativen zu Sportarten wie Joggen, die das Skelett eher belasten, wären dann beispielsweise Schwimmen oder Pilates. Sport ist hier sogar förderlich und hilft, einem weiteren Knochenabbau vorzubeugen.

»Dein Körper kann alles, nur dein Hirn musst du überzeugen«, las ich vor einer Weile mal an den getönten Fensterscheiben eines Fitnessklubs. Nun ja, okay. Bedingt wahr. Wie in so vielen Situationen im Leben braucht es einfach ein gesundes Mittelmaß und ein gutes Ohr für die Stimme des eigenen Körpers. Übertriebener Sport zu Schubphasen ist nicht sinnvoll, da kann der Körper dann doch nicht mithalten. Übertriebene Ruhepausen in Remissionsphasen ergeben allerdings auch keinen Sinn. Ängste, dass der Sport, solange man sich fit dazu fühlt, einen Schub auslösen könnte, sind jedenfalls nicht berechtigt.

Meditation – einfach chillen?

Wenn ich das Wort »Mediation« höre, kommt mir zuallererst immer ein weiser, alter Mann mit einem langen Bart in den Sinn, der mit überkreuzten Füßen und nur leicht bekleidet auf dem Gipfel eines Berges sitzt.

Ja mei.

Was mir darüber hinaus sofort in den Sinn kommt, ist Ruhe. Absolute Gelassenheit. Innerer Frieden.

Jeder hat heutzutage Stress. Sei es in der Arbeit, zu Hause, in der Beziehung, im Freundeskreis oder mit der Gesundheit. Ich kenne keine einzige Person, die während eines normalen, ungezwungenen Gespräches nicht mindestens einmal folgendes Satz fallen lässt: »Oh Gott, ich bin echt im Stress.«

Es kam schon mehr als einmal vor, dass vonseiten einiger Freunde, die immer furchtbar busy wirken, ein leicht fragender Blick kam, wenn ich äußerte, dass auch ich Stress hätte.

Dauerstudentin, beizeiten arbeitslos oder ewig krankgeschrieben, liegt unzählige Stunden zu Hause auf der Couch.

Wo soll denn da der Stress sein?, fragt sich dann der eine oder andere Erfolgsmensch, der noch kein einziges Mal ein Krankenhaus von innen gesehen hat und vermutlich ein großes Gezeter veranstaltet, wenn er sich den kleinen Zeh am Tischbein anstößt.

Menschen mit einer chronisch entzündlichen Darmerkrankung finden sich selbstverständlich in verschiedensten Stresssituationen wieder. Natürlich bedeuten ständiger Durchfall und die Angst, es nicht rechtzeitig bis zum nächsten Klo zu schaffen, riesigen Stress, der einem wirklich die Schweißperlen auf die Stirn treibt. Die Angst, bei einer erneuten Operation dann doch zu sterben, setzt einem auch ganz schön zu.

Aber was ist eigentlich Stress? Ganz generell spricht man davon, wenn Menschen durch psychische oder körperliche Belastungen übermäßig beansprucht sind. Besteht nun auf Dauer ein Ungleichgewicht zwischen einer Belastung und den

Möglichkeiten, dieser entgegenzuwirken, führt das vor allem zu einer Sache: Erschöpfung. Diese wiederum äußert sich entweder in körperlichen Beschwerden oder durch psychische Symptome wie Abgeschlagenheit und schlechte Laune.

Um eine weitverbreitete Angst gleich vorweg abzuklären: Zahlreiche Studien legen nahe, dass Stress nicht der Auslöser von Schüben einer CED ist. Und dennoch stellen unzählige Betroffene immer wieder fest, mich mit eingeschlossen, dass einer Verschlechterung der Darmerkrankung ein seelisch oder körperlich stressiges Ereignis vorausgegangen ist. Persönlich empfundener Stress mag also durchaus einen Schub beeinflussen oder diesen hinauszögern.

Der englischen Begriff »Coping« bezeichnet nun persönliche Verhaltensweisen, die sich Betroffene einer chronischen Erkrankung und auch Menschen generell aneignen, um mit einem nicht wünschenswerten Status quo – in diesem Fall die Tatsache, dass die Erkrankung nun mal da ist – klarzukommen. Nur was dagegen tun? Autogenes Training, progressive Muskelrelaxation, Yoga oder Meditation, die Auswahl ist groß.

Es ist eigentlich ganz einfach: Meditieren heißt, man entspannt sich und baut dadurch Stress ab oder beugt diesem sogar vor. Ähnlich wie bei regelmäßigem Sport oder auch psychotherapeutischen Sitzungen hilft Meditation dabei, Stress anders als sonst entgegenzutreten. Eine wichtige Rolle spielt hierbei das vegetative Nervensystem, das alles von der Atmung über die Verdauung bis hin zum Stoffwechsel positiv beeinflusst und idealerweise im Gleichgewicht hält.

Der Stress, dem man sich immer wieder mal ausgesetzt sieht, kann alle möglichen Gesichter haben, aber eines ist ihnen gemeinsam: Bevor man überhaupt einen Gang herunterschalten kann, ist es meistens schon zu spät. Push-Crash. Ende Gelände.

Es kommt einem vielleicht jetzt in den Sinn, wie auch mir schon so oft, dass man einfach nicht die Zeit hat, einen Gang herunterzuschalten. Weil es der Job nicht zulässt oder die Familie oder die Beziehung oder die Uni. Oder die Gesundheit eben nicht funktioniert. Aber das Endresultat sieht meist so aus: Man liegt sowieso flach, und das dann für eine längere Zeit als die, die man zum »Runterschalten« gebraucht hätte.

Regelmäßiges Meditieren kann einem dabei helfen, genau diesen einen notwendigen Gang rechtzeitig zurückzuschalten.

Dass man anfangs ein bisschen braucht, um auch ins Meditieren »hineinzufinden«, verwundert nicht. Ich konnte mir herzlich wenig vorstellen, wie Meditation positiv auf meinen Körper und meinen Geist wirken könnte. Nicht zuletzt Empfehlungen aus dem Freundeskreis brachten mich aber dazu, es doch einfach mal zu versuchen.

Ich vergewisserte mich, dass Mark am Computer saß, schloss die Tür und warf ein Kissen auf den Boden, setzte mich voller Erwartungen drauf und schloss meine Augen. Nicht, ohne meine Beine vorher möglichst kompliziert in einen schmerzhaften Schneidersitz zu verrenken. So, wie man es eben von Bildern und aus Filmen kennt. Jetzt atmen.

Einatmen. Ausatmen.

Eine fette Fliege ließ sich auf meinem nackten Oberschenkel nieder, und ich wischte sie ungeduldig weg.

Einatmen. Ausatmen. Irgendwie fühlte sich mein linker großer Zeh unbequem an. Ich positionierte ihn um.

Okay, aber jetzt wirklich.

Ein. Aus. Ein. Aus. Ein. Aus.

»Hast du irgendwo mein Brillenputztuch gesehen?«, platzte Mark zur Tür ein.

Ich war eigentlich schon dabei, das Handtuch zu werfen. Ganze zwei Minuten hatte ich durchgehalten, das musste ein neuer Negativrekord sein. Ich packte das Kissen und schmiss mich aufs Sofa. Netflix.

Am nächsten Tag probierte ich es – diesmal etwas ungestörter – wieder.

Und am nächsten Tag wieder.

Nach einer Woche lief es immer noch absolut scheiße.

Ich konnte keine Veränderung feststellen, sosehr ich es wollte. Was, wenn ich es doch falsch anging?

Ich googelte weiter nach Erfahrungsberichten und Anweisungen, wie man »erfolgreich« meditiert. War das alles nur eine große Show? Sollte ich diese Kunst doch lieber unter professioneller Anleitung lernen?

Ich entschied mich dazu, von nun an direkt morgens nach dem Aufstehen, wenn es sich irgendwie einrichten ließ, zu meditieren. Es war nur logisch – Regelmäßigkeit ist nie verkehrt, es kommt einem zu dieser Uhrzeit am seltensten etwas dazwischen und außerdem ist frühmorgens ohne Zweifel sowieso die friedlichste Zeit des Tages.

Seit Jahren bin ich nun schon die Frau, die das frühe Aufstehen selbst proklamiert, sehr zum Leidwesen von Mark. Klar ist es nicht immer einfach, frühmorgens gleich nach dem Klingeln des Weckers zu meditieren. Aber sobald man bekanntlich mal drin ist, ist man drin.

Als ich die ersten paar Male meditierte, achtete ich immer penibel darauf, den – seien wir ehrlich – dann doch eher etwas unbequemen Lotussitz einzuhalten, der einem beim Thema Meditation sofort in den Sinn kommt. Prinzipiell ist es allerdings nicht von Bedeutung, ob man nun auf einem Stuhl sitzt oder auf einem Kissen auf dem Boden. Hauptsache, es ist einigermaßen bequem und man muss sich nicht verkrümmen. Auch muss man nicht gleich völlig übertrieben 20 Minuten am Stück meditieren, bis man vom Boden abhebt – anfangs reichen auch ein paar Minuten, mit der Zeit kann man sich ja dann langsam steigern.

Wenn man nun versucht, sich nur auf den eigenen Atem zu konzentrieren, wird man schnell abgelenkt vom Vogel, der draußen zwitschert, oder dem Nachbarn, der lauthals telefoniert, als wäre er die einzige Person im ganzen Gebäudekomplex.

Von Vorteil ist es dann, wenn man mitzählt – entweder die Anzahl oder die Dauer der Atemzüge. Wer schon mal in einem MRT war, kennt ein ähnliches Prozedere, nur dass dieses bei Weitem nicht so entspannend ist und auch die enge Röhre nicht gerade ein Gefühl von Freiheit vermittelt.

Das alles ist jetzt schon ein paar Jahre her.

Mittlerweile ist der Markt, und damit meine ich den in der Onlinewelt, überflutet von unzähligen Apps, passend für alle Lebensbereiche. Apps bieten heute einfach eine wunderbare Möglichkeit, ohne Lehrer in die weite Welt der Meditation geführt zu werden. Häufig gibt es auch eine kostenlose Testphase. Sollte es also nicht so passen, hat man keinesfalls Geld zum Fenster hinausgeschmissen.

Ja, ich weiß. Es ist schwierig, irgendwas absolut regelmäßig in den Alltag zu integrieren. Und da ist dann noch immer diese Skepsis im Hinterkopf.

Ich war gerade mit Mark in Portugal, als ich zum ersten Mal merkte, wie sehr mir regelmäßiges Meditieren guttut. Wir hatten den allerersten All-inclusive-Urlaub unseres Lebens gebucht und dachten uns, es würde der Burner schlechthin werden. Was gibt es schließlich Besseres, als den ganzen Tag zu essen und am Pool zu gammeln? Ja, vieles, aber das war uns damals nicht so wirklich bewusst.

Es war ungefähr am vierten Tag, als ich feststellte, dass ich etwas gereizter und wesentlich erschöpfter als sonst war. Eigentlich nicht möglich, waren wir doch – so deutsch – im Entspannungsurlaub und nicht beim Extremsporteln.

Und statt den Wecker zu stellen und zu meditieren, wurde also ausgeschlafen. Statt sich gesund zu ernähren, wurde geschlemmt, statt viel Wasser zu trinken, wurde Alkohol geschluckt, statt sich zu bewegen, gefaulenzt.

Es hat einige Zeit gedauert, bis ich in einer Art Routine drin war. Manchmal nervte es gewaltig. Wie bei so vielen Dingen denkt man anfangs, man mache es total falsch. Aber die Veränderungen kommen schon, und wie so oft kommen sie schleichend und heimlich, aber irgendwann sind sie da.

Kopf und Körper lassen sich nicht isoliert betrachten. Die Psyche selbst kann keinesfalls ein direkter Auslöser einer chronisch entzündlichen Darmerkrankung sein. Zahlreiche und unterschiedlichste mentale und körperliche Belastungen hingegen können den Verlauf der Erkrankung negativ beeinflussen. Das ist der Zeitpunkt, ein Kissen auf den Boden zu werfen und einzutauchen in die weite Welt der Meditation.

Traditionelle chinesische Medizin – Behandlung de luxe

Jeder hat sicherlich irgendwann schon mal von der traditionellen chinesischen Medizin gehört, kurz TCM. Sie ist eine der ältesten medizinischen Traditionen der Welt. Seit mehreren Tausend Jahren wird sie in China praktiziert und immer weiterentwickelt.

Seit ungefähr 30 Jahren wird die TCM nun auch in Deutschland immer beliebter. Als ganzheitliche – also den »ganzen« Patienten betrachtende – Medizin will sie die Schulmedizin nicht ersetzen, sondern sie wirkungsvoll ergänzen. Läuft alles nach Plan, verbessert sie – und oft schon nach wenigen Sitzungen – das allgemeine körperliche und seelische Wohlbefinden. Sie kann helfen, organische Funktionsstörungen zu lindern, unterstützt die Schmerztherapie und Psychosomatik. Außerdem kann sie Krankheitsschüben vorbeugen und dazu beitragen, Stress besser zu bewältigen. Das Konzept der Gesamtheit bedeutetet im Falle einer CED, dass nicht nur der Darm analysiert und behandelt wird, sondern auch die Psyche und der restliche Körper. Es werden die Augen, die Zunge und der Puls unter die Lupe genommen, man wird zu Unstimmigkeiten im Leben befragt – diese Anamnese umfasst weit mehr als eine rein körperliche Untersuchung. Auf diese Art und Weise wollten die TCM-Ärzte alles über die Beschaffenheit und den Grad der Erkrankung herauskriegen.

Nachdem mir vor einigen Jahren Akupunktur geholfen hatte, meine Beschwerden in meinem Handgelenk zu lindern, dachte ich mir: Warum denn eigentlich TCM nicht auch beim Crohn probieren? Ich hatte nichts zu verlieren.

Wenig später saß ich im Vorzimmer einer hübsch eingerichteten Klinik. Neben mir las eine Frau, schätzungsweise ein paar Jahr älter als ich, eine Zeitschrift zum Thema Qigong. Ich lächelte ihr nervös zu. »Waren Sie schon öfter hier?«

Sie nickte freundlich und wollte sich höflich, aber bestimmt wieder auf ihre Lektüre konzentrieren.

»Und, hat's was gebracht?«, schoss es aus mir heraus. Die feine bayerische Art.

Sie legte ihre Zeitschrift beiseite und erzählte mir geduldig von ihren Erfahrungen mit der für mich noch etwas mysteriösen traditionellen Medizin. Anfangs sei sie ein bisschen skeptisch gewesen – so hätte der Arzt bei der Zungendiagnostik einen eindeutigen »Wurmbefall« im Dickdarm der Frau festgestellt, diese hatte zu diesem Zeitpunkt allerdings bereits eine vollständige Kolektomie hinter sich, das heißt, der Dickdarm wurde ihr bereits entfernt – doch mittlerweile befände sie sich sehr im Einklang mit sich selbst und ihrer Krankheit und sei seit Monaten nicht mehr auf Medikamente angewiesen. Bei ihr war vor vielen Jahren Colitis ulcerosa diagnostiziert worden.

Zu diesem Zeitpunkt lag die Erstdiagnose einige Jahre hinter mir. Adalimumab gehörte inzwischen der Vergangenheit an, doch ich befand mich momentan in einer Art Limbo – es war nicht schlimm genug, um auf Hämmer wie Kortison oder Immunsuppressiva zurückzugreifen, aber nicht gut genug, um nichts zu tun. Ich war also auf der Suche nach einer remissionserhaltenden Methode.

»Die Schulmedizin behandelt nicht die Ursachen, sondern bekämpft lediglich die Symptome«, erklärte mir ein TCM-Arzt bei meinem ersten Besuch.

»Ja, weil die Ursachen nicht bekannt sind«, entfuhr es mir.

Er sah mich amüsiert an. »Richtig. Bei unserem Ansatz steht aber nicht eine Unterdrückung der Symptome im Vordergrund. Kern unserer Philosophie ist statt eines ›Entweder-oder‹ ein ›Sowohl-als-auch‹. Wenn es schnell gehen muss, behandelt man die Symptome, ansonsten konzentriert man sich auf die Ursachen.«

Nur, fragte ich mich erneut, welche Ursachen, wenn man sie nicht kennt? Ich hielt jedoch meine vorlaute Klappe und hörte aufmerksam zu. Ich mochte diesen Mann und seine unaufgeregte, ausgeglichene, freundliche Art.

Es folgte eine ausführliche Bestandsaufnahme. Erst begutachtete er auch bei mir die Zunge und die Augen. Anschließend untersuchte er meinen Puls. Gleich danach erwähnte er einen stationären Aufenthalt von drei Wochen in einer TCM-Klinik, bei dem begleitend auch Akupressur, Akupunktur, Qigong und eine abgestimmte Ernährung zum Einsatz kommen.

Die gesetzliche Krankenkasse würde das Prozedere aber leider nicht übernehmen.

Im Anschluss wurde ein auf mich zugeschnittener Therapieplan erstellt. Ich entschied mich zusammen mit meinem Arzt für eine Art Kompromiss: Die Einnahme eines Tees (bestehend aus Knollen, Wurzeln oder Rinden, auch genannt Heilkräuter) und insgesamt zwölf Akupunkturstunden verteilt über mehrere Wochen.

Wie immer war ich skeptisch. Knollen und Wurzeln trinken? Und zu diesem Preis? Die Herstellung des Tees war nicht gerade billig. Da könnte man doch auch zum Park um die Ecke gehen und sich selbst etwas zusammenstellen.

Dieser Gedanke war natürlich absolut blöd. Aber mit 22 denkt man eben auch noch anders als mit 27. Die Ärzte in

China haben über Jahrtausende Kenntnisse von mehr als tausend verschiedenen Pflanzen, Tier- und Mineralstoffarten gesammelt. Es kommt darauf an, die letztendliche Rezeptur individuell auf den Patienten zugeschnitten zusammenzustellen.

Der Arzt erklärte mir weiter, dass viele Patienten schon nach drei Monaten wesentlich beschwerdefreier gewesen seien. Das alles sei natürlich auch abhängig davon, wie viel an Medikamenten bereits eingenommen worden waren oder ob schon ein Teil des Darms entfernt worden war.

Nur wenig später holte ich mir meine Teesorten ab, die ich von nun an zu bestimmten Uhrzeiten trinken sollte. Eine bunte Mischung aus Wurzeln, Blättern, Rinden und irgendetwas kleinem Dunklem, das aussah, als wäre es noch lebendig. Und, sehr hübsch, irgendwelche Blüten.

Es kostete einiges an Überwindung, den dickflüssigen Sud tagein, tagaus mehrmals hinunterzuwürgen. Begleitend stand zwei- bis dreimal die Woche eine Akupunktur-Session an. Von »früher« wusste ich noch, dass diverse Ängste ob der langen Nadeln, die einem bei einer Akupunktur an den ungewöhnlichsten Stellen tief ins Fleisch gebohrt werden, unbegründet sind. Lediglich ruhig halten muss man wirklich, sonst zieht es richtig fies. So, als würde man sich ganz übel das Genick verstauchen, das sich dann richtig heiß anfühlt. Darüber hinaus verspürt man, wenn die Nadel richtig sitzt, ein schweres, stumpfes Gefühl, das unterschiedlich stark ausgeprägt ist.

Es kamen in etwa zwölf Nadeln pro Stunde zum Einsatz, einige im Gesicht, einige am Bauch, einige an den Oberschenkeln. Ich lag da wie ein aufgeblasener Igel. Meine Behandlungen erfolgten auch alle im Liegen – oft verspüren Patienten im Anschluss an die Sessions eine extreme Müdigkeit, in manchen Fällen kann es außerdem zu einem sogenannten Nadelkollaps kommen, besonders bei angespannten Patienten wie mir. An sich ist eine Akupunktur in den richtigen Händen aber keine gefährliche Angelegenheit.

Wochen vergingen. Ich stellte mir immer wieder bildlich vor, wie die Rinden-und-Wurzel-Brühe an meinen wunden Stellen im Darm vorbeikam und den Schaden fleißig begrenzte und die Nadeln ehrgeizig den Schmerz aus meinem Körper vertrieben. Doch eine konkrete Besserung spürte ich dieses Mal nicht. Ich las unzählige Berichte von Patienten, die auf die Behandlungswege der TCM schwören. Ich lernte während meiner Therapie andere Betroffene kennen, die seit Jahren ein beschwerdefreies Leben genießen und teilweise eine ähnliche, wenn nicht sogar die exakt gleiche Leidensgeschichte hinter sich hatten wie ich.

»Tja, da sind jetzt aber ein paar Hundert Euro durchs Fenster hinausgeschmissen worden«, meinte eine Freundin, als ich ihr davon erzählte.

So würde ich es nicht nennen. In diesem Fall, so abgedroschen es auch klingt, ist es die Erfahrung, die zählt. Ich hatte eine neue komplementäre Behandlungsmethode kennengelernt und erfahren, dass sie für mich nicht die richtige ist. Für unzählige andere Betroffene ist sie das hingegen schon. Keine zwei Menschen sind gleich, keine zwei Därme sind gleich.

Eine Bekannte, die jahrelang mit Darmbeschwerden von Arzt zur Arzt lief, fand keine Ruhe, bis ihr die TCM schließlich half. Und das in allen Belangen. Eine gründliche Ernährungsumstellung und die kontinuierliche Zufuhr der Teemischungen machten sie zur glücklichsten Person auf diesem Planeten – es ging ihr besser, viel viel besser als zuvor. Eine enge Freundin, auch seit mehreren Jahren CED-Patientin, schaufelt hingegen tagtäglich Unmengen an Brot in sich hinein. Mengen, die mich vermutlich völlig zerlegen würden. Und es geht ihr gut damit.

Mit einer CED besser zu leben ist ein ständiges »Versuchen und Irren«. Eins der wichtigsten Dinge ist, bei einem Arzt in Behandlung zu sein, der nicht zu sehr auf die eigenen Therapiemuster festgefahren ist, welche auch immer diese sein mögen. 100 Prozent Schulmedizin ist oft nicht die alles befriedigende Antwort, 100 Prozent Komplementärmedizin allerdings auch nicht. Zu sehr auf den eigenen Standpunkt festgelegt zu sein, kann schnell gefährlich werden. Es kostet einiges an Überwindung, dem eigenen Arzt zu widersprechen und die Fühler auszustrecken. Es ist jedoch wichtig, sich auf komplementäre und begleitende Optionen einzulassen. Der Crohn wird vermutlich nie komplett aus meinem Leben verschwinden und immer wieder neue Wege finden, mich zu nerven, warum also nicht wirklich alles versuchen, um ihn zumindest auf Armlänge zu halten?

Ich bin überzeugt davon, dass für mich eine gesunde Kombination aus Schulmedizin, Ernährung, Sport und Meditation der Schlüssel zu einem guten Leben ist. Für andere ist es vielleicht eine Kombination aus Schulmedizin und Homöopathie. Ich habe Patienten kennengelernt, die von erfolgreichen Stuhltransplantationen und Wurmtherapien erzählen. Die Liste ist endlos, die Möglichkeiten sind endlos, die Hoffnung stirbt hier im wahrsten Sinne zuletzt. Es würde mir niemals in den Sinn kommen, andere für die Art und Weise, wie sie gegen die Erkrankung ankämpfen, zu verurteilen. Wie in so vielen anderen Bereichen gilt hier auch: leben und leben lassen. Und leben, das wollen wir alle.

AUF DER SUCHE NACH DEM NÄCHSTEN KLO

Jeder hat im Laufe seines Lebens sicherlich einmal dieses komische Gefühl, dass es doch eine wirkliche Verbindung zwischen dem Bauch und dem Gehirn geben muss – seien es die altbekannten Schmetterlinge im Bauch, wenn man verliebt ist. Oder schlechte Laune, wenn wir hungrig sind. Aber was ist wirklich dran an dem, was schon unsere Großeltern »Bauchgefühl« nannten?

Betrachtet man das Netz, welches unseren Darm umspannt, stellt man fest, dass es dem unseres Gehirns sehr ähnlich ist. Beide Netze verfügen über eine riesige Anzahl von Nervenzellen, die sich sowohl in Aufbau als auch Funktion in vielen Dingen gleichen.

Die Hauptaufgabe des Darms besteht natürlich darin, unser Essen zu verdauen. Ohne unser Kopfgehirn mit einzubeziehen, erledigt das der Darm automatisch und von allein. Sobald unsere Nahrung geschluckt wurde, hat der Kopf – leider – nichts mehr zu sagen. Selbst wenn wir wollten, können wir das Ganze nicht aufhalten oder beschleunigen. Im Schnitt dauert es dann etwa 72 Stunden, bis die Arbeit des zweiten Gehirns abgeschlossen ist und das Endprodukt zur Abholung bereitsteht.

Experimente zeigen auch, dass unser Darm wirklich »denkt« – natürlich im übertragenen Sinne – und mit unserem Gehirn im Dachgeschoss über die Darm-Hirn-Achse kommuniziert.

Ein beträchtlicher Teil aller Informationen geht sogar von unten nach oben. Darum könnte es gut sein, dass unser Bauch auch unser Wohlbefinden beeinflusst, womöglich sogar unsere Entscheidungen. Im Bauchgehirn sind Empfindungen gespeichert, wie in einer großen Onlinedatenbank. Stehen wir jetzt einer Entscheidung gegenüber, sucht das Bauchgehirn nach ähnlichen Erlebnissen und schaut, wie man damals reagiert hat. Die eigentliche Entscheidung selbst fällt natürlich der Kopf, aber schon wären wir beim im Volksmund bekannten »Bauchgefühl«.

Klingt alles sehr beeindruckend und beinahe wie aus einem Fantasy-Roman. Es war allerdings im Dezember vergangenen Jahres, als ich die faszinierende Verbindung zwischen Gehirn und Darm in all ihrer Pracht am eigenen Leib erfahren durfte.

Nach meiner Ileostoma-Notoperation sah meine Darmsituation in Laienworten so aus: Mein Dickdarm wurde vom Dünndarm abgetrennt. Das Ende meines Dünndarms wurde durch eine Öffnung in der Bauchdecke gezogen und fungierte von nun an als mein »Ausgang« und das offizielle Ende meines Verdauungstraktes. Das Ende des Dickdarms, der sogenannte Hartmannstumpf, lag hingegen nun einfach zugenäht so in mir drinnen rum, hatte allerdings keinerlei Verbindung zu meinem Verdauungstrakt. Mein After und das »andere« Ende des Dickdarms waren natürlich auch noch vorhanden und völlig intakt.

Als ich am zweiten Morgen nach der Operation erwachte, verspürte ich einen extremen Stuhldrang und dachte, ich würde den Verstand verlieren. Das Ileostoma kam überraschend, aber mir war schon klar, dass mein Stuhl nun durch das Stoma ausgeschieden werden würde. Wie um alles in der Welt konnte ich also Stuhldrang verspüren?

Der von mir panisch herbeigerufene Arzt meinte, das sei völlig normal.

Wieso sind in Krankenhäusern die verrücktesten Dinge immer völlig normal?

Die Erklärung jedenfalls schien logisch: Zum einen hatte man beziehungsweise ich aufgrund der zeitlich begrenzten Natur einer Notoperation nicht die Möglichkeit gehabt, meinen Darm vor der Operation, wie es eigentlich üblich war, komplett zu entleeren. Stattdessen befand sich in meinem Dickdarm noch eine ungewisse Menge an Stuhl, die über die nächsten Wochen irgendwann mal rauskommen würde.

Die Vorstellung war irgendwie sehr beunruhigend.

»Mit einem Einlauf kann man das Ganze etwas beschleunigen«, setzte er nach.

Gerne.

Außerdem seien da noch die Schleimbildungen des Dickdarms. Der Dickdarm an sich war, nur weil er abgetrennt und zugenäht ganz allein in meinem Unterleib herumlag – irgendwie beinahe ein bisschen traurig, wenn man darüber nachdenkt –, ja nicht abgestorben oder völlig leblos. Er produzierte weiter Schleim aus den Darmwänden, welcher über die Zeit hin und wieder ausgeschieden werden musste, genau eigentlich wie Stuhl. Nur eben Schleim und eine viel geringere Menge. Aber trotzdem würde ich weiterhin plötzlich Stuhldrang verspüren.

»Also habe ich jetzt zwei Ärsche, um die ich mich kümmern muss?«, entfuhr es mir.

Das einzig, zumindest auf den ersten Blick »Positive« an meinem Ileostoma war für mich die Tatsache, dass die oft abenteuerliche Suche nach dem nächsten Klo passé sein würde.

Einen Einlauf und leider nur wenig Stuhlausscheidung später sagte mein Arzt, ich müsste mich darauf einstellen, dass der restliche Stuhl im Dickdarm sich über die nächsten Wochen Schritt für Schritt entleeren würde.

Es war absurd und faszinierend zugleich. Mein Stoma produzierte fleißig Kot und schied alles, was ich an Nahrung zu mir nahm, Tag für Tag über die Öffnung am Bauch in den Beutel hinein aus. Und doch nur wenige Tage nachdem ich aus dem Krankenhaus entlassen wurde, verspürte ich erneut den Drang, zur Toilette laufen zu müssen, und entleerte Stuhl aus meinem abgetrennten und zugenähten Dickdarm. Das Gleiche wiederholte sich eigentlich in regelmäßigen Abständen über die nächsten Monate, nur irgendwann mit ausschließlich Schleim.

Das alles ist nun eigentlich gar nicht so verwunderlich, wenn man es aus der medizinischen Sicht betrachtet.

Was mich allerdings absolut aus den Socken warf, ereignete sich zur Weihnachtszeit im vergangenen Jahr.

Ich befand mich zu diesem Zeitpunkt etwa im dritten Monat nach der Stoma-Operation, und mit der Zeit war aus meinem Stoma und mir ein eingespieltes Duo geworden.

Fast alle Mitglieder meiner (erweiterten) Familie sind begeisterte Kaffeetrinker. Besonders zur Weihnachtszeit, wenn alle zusammensitzen, werden gerne exotische Geschmacksrichtungen ausprobiert, die mein Cousin jedes Jahr aus einem kolumbianischen Coffeeshop in San Francisco mitbringt.

Normalerweise enthalte ich mich bei dieser Tradition eigentlich jedes Jahr.

Dabei ist Kaffeekonsum doch eigentlich gar nicht so schlecht. Bei der Nurses' Health Study, einer in den 1970er-Jahren gestarteten Langzeitstudie in den USA, wurde unter anderem festgestellt, dass moderater und regelmäßiger Kaffeekonsum so einige gesundheitliche Vorteile mit sich bringt: Das Herzinfarkt- und das Schlaganfallrisiko sinken signifikant.

Bekannt und geschätzt ist Kaffee aber bei vielen Menschen für eines, und das ist, dass er abführend wirkt. So auch bei mir.

An jenem Weihnachtsfest jedenfalls kam mir folgender Gedanke: Ich hatte momentan keinen aktiven Dickdarm. Wenn ich also einen Kaffee, jetzt rein theoretisch, konsumieren würde, wäre hier über das Stoma Ende Gelände. Kein Stuhldrang. Kein »Sich genau 15 Minuten später und genau viermal hintereinander aufs Klo verabschieden Müssen« vor der versammelten Familie.

Genial.

Ich trank eine erste Tasse. Dann eine zweite und eine dritte.

Mein Stoma würde es mir hoffentlich verzeihen.

Tat es auch. Wer es mir nicht verzieh, war mein Dickdarm.

Mein Dickdarm, der eigentlich nichts mehr zu sagen hatte – war er doch abgetrennt und konnte wirklich unmöglich mit dem Kaffee in Verbindung gekommen sein.

Doch nur wenige Minuten nachdem ich meine letzte Tasse genüsslich geschlürft hatte, verspürte ich den altbekannten »Kaffee schickt mich aufs Klo«-Drang.

Ich musste zur Toilette! Dringend!

Wie auf Kommando sprintete ich, sehr zur Verwunderung meiner Verwandtschaft, zur Toilette.

Mein Gehirn musste, wie auch immer, meinem Dickdarm Bescheid gegeben haben, dass jetzt schleunigst eine Entleerung stattfinden müsse. Schließlich wurde ja Kaffee konsumiert, in großen Mengen noch dazu.

Dass allerdings der Dickdarm gar keine wirkliche Chance dazu bekam, wusste er nicht und zog sich dennoch munter zusammen, um die für den Stuhlgang notwendigen Kontraktionen und Wellen zu erzeugen.

Ich googelte online nach ähnlichen Erfahrungen und merkte schnell, dass ich nicht der einzige Mensch auf dieser Welt war, dem das widerfahren war. Was meine Faszination für den Darm und das Bauchgefühl allerdings nicht schmälerte.

Dinge, die mir mein Darm weismachen will

Über die Jahre entwickelt man – Stoma hin oder her – zwangsläufig eine ganz besondere Beziehung zum Darm. Fast so, als wäre er ein eigenständiges, vom Rest des Körpers abgetrenntes Wesen, das eben seinen eigenen Kopf hat und nicht oder nur wenig von uns beeinflusst und gesteuert werden kann. Viele meiner »Gespräche« mit meinem Darm laufen in etwa so ab:

»Hey, Rest vom Körper. Was läuft? Sobald du aus dem Haus gehst, werde ich komplett durchdrehen und voll die Szene machen. Versuch also erst gar nicht, heute einen normalen Tag zu haben.«

»Wir waren doch gerade erst auf der Toilette, zweimal sogar. Alles ist gut, alles ist normal.«

»Glaubst auch nur du. Bleib, wo du bist. Ich mein das ernst. Ich geb dir maximal zehn Minuten, sobald du zur Tür raus bist.«

»Ich kenn die Toiletten auf dem Weg zur Arbeit in- und auswendig.«

»Und wenn sie alle besetzt sind? Du bist ein Witz. Ich mein's ernst, bleib zu Hause.«

»Guter Punkt eigentlich.«

»Sag ich doch. Arbeit ist eh voll überbewertet.«

»Sehe ich aus aus, als hätte ich im Lotto gewonnen? Ich geh jetzt los.«

»Zehn Minuten, Alter!«

Oft hat mein Darm jedenfalls recht, oft aber auch nicht. Ab einem bestimmten Zeitpunkt wird es zunehmend schwerer zu unterscheiden, wann es wirklich besser wäre, zu Hause zu bleiben oder nicht. Das gute alte »Bauchgefühl« ist mit einem kaputten Darm dann leider auch kein Anhaltspunkt mehr.

»Kann ich mal Ihre Toilette benutzen?«

Es gibt nicht viele Situationen, die mir sofort die Schweißperlen auf Stirn und Nase treiben. Aber es gibt sie. Eine davon kennt wohl jeder: Man ist irgendwo unterwegs, in der Welt da draußen, alles ganz gut so weit. Dann, plötzlich, so ganz aus dem Nichts, spürt man das vertraute Grummeln und Ziehen im Bauch.

Bei Mark läuft das dann in der Regel so ab: »Ich muss irgendwann mal aufs Klo, gib mir Bescheid, wenn du zufällig eins siehst.« Und es können wirklich Stunden vergehen, ohne dass er sich einen weiteren Gedanken darüber macht. Kommt ein Klo, gut und recht. Kommt keins, auch okay, dann geht er eben zu Hause.

Bei mir und vielen anderen hingegen schlägt die nackte Angst mit krachender Gewalt ein, und sofort, aber wirklich sofort, muss ein Klo her. Halten ist einfach nicht.

Meine Augen scannen dann wie eine heiß gelaufene Röntgenmaschine meine unmittelbare Umgebung, um ein Toilettenschild oder auch nur das geringste Anzeichen, das auf ein nahe gelegenes Klo hindeutet, zu finden. Oft hat man Glück, und ein öffentliches, manchmal sogar einigermaßen sauberes Klo erscheint wie aus dem Nichts. Manchmal allerdings, meistens, um ehrlich zu sein, hat man allerdings nicht so viel Dusel. Und es bleiben nur Restaurants oder Geschäfte, in denen ein spontaner Toilettenbesuch eines Nicht-Gastes nicht wirklich gern gesehen ist.

»Nur für Mitarbeiter oder Gäste«, bekommt man dann meistens zu hören. Wenn gute Laune herrscht, vielleicht noch eine kleine Wegbeschreibung zum nächsten öffentlichen Klo.

Und manchmal hilft dann einfach nur noch ein »Bitte lassen Sie mich Ihre Toilette benutzen oder ich muss jetzt sofort hier auf Ihrem Boden mein Geschäft verrichten.«

Vielleicht nicht ganz so drastisch, aber so in der Art.

Doch so weit muss es hoffentlich nicht kommen.

Bereits in vielen Ländern in Europa gibt es eine sogenannte *Can't Wait-Card*. Zu Deutsch »Ich kann nicht warten«-Karte. Auf dieser steht: »Bitte helfen Sie mir, ich leide an einer nicht ansteckenden Erkrankung des Darms und muss dringend Ihre Toilette benutzen. Ihre Hilfe würde ich sehr zu schätzen wissen.«

Natürlich ist so eine Karte kein Garant, dass man tatsächlich besagte Toilette benutzen darf. Aber mit ihr umgeht man womöglich zumindest eine unangenehme öffentliche Diskussion bezüglich der Toilette, die man benutzen möchte.

Ein weiteres hilfreiches Gadget in diesem Fall ist der Euro-WC-Schlüssel, ein magischer Toilettenschlüssel, der Betroffenen Zugang zu zahlreichen (Behinderten-)Toiletten in Österreich, Deutschland und der Schweiz ermöglicht. Alohomora!

Auch Apps, die nahe gelegene Toiletten ausfindig machen sollten, sind mittlerweile für Smartphones erhältlich. Richtig überzeugt hat mich hier aber noch keine. Oft sind die Ortsangaben extrem ungenau und man landet statt in einer öffentlichen Toilette sehr zum Entsetzen der Bewohner in einem Einfamilienhaus.

Über die Jahre habe ich für meine Heimatstadt und stark frequentierten Orte wie Universität, Arbeitsplatz, Restaurants, Wohnungen von Freunden und so weiter eine ganz eigene mentale Karte entwickelt. Wo ist die nächste Toilette, welcher Weg führt am schnellsten zu ihr, welche Klos sind am häufigsten besucht (und sehen auch dementsprechend aus) und so weiter?

Schwieriger wird das Ganze, wenn eine Reise ansteht und das gute alte »Klokarten-System« so nicht mehr anwendbar ist.

Eine Reise erfordert ja grundsätzlich ein bisschen an Planung, außer man gehört zum Typ »einfach mal schauen, wird schon irgendwie«.

Bei einer Reise mit einer Darmerkrankung empfiehlt sich das allerdings nicht so wirklich. Da geht es um Antworten auf Fragen, wie: Kann ich meine Medikamente einfach so mitnehmen? Wie schaut die medizinische Versorgung im Reiseland so aus? Braucht es eine extra Krankenversicherung? Gibt es Lebensmittel, die ich besser nicht essen sollte? Kann man mit einem Stoma reisen? Und, fast am aller wichtigsten: Wo befindet sich das nächste Klo?

Reisezubehör

Plane ich eine Reise, kommt es häufiger vor, als ich zugeben möchte, dass ich mich erst nach meinem Wunschziel umsehe und völlig überstürzt einen Flug buche – denn was, wenn er morgen teurer ist? Eine typische Touristenfalle, in die ich sehr gerne kopfüber hineinspringe. Im nächsten Schritt versuche ich dann jedenfalls, alles, was eine CED auf Reisen so mit sich bringt, unter einen Hut zu bringen.

Grundlage sind – ganz banal – die drei Rs. Eine Reiserücktrittsversicherung, Reisekrankenversicherung und Reiseabbruchsversicherung. Für unplanmäßige vorzeitige Rückflüge zum Beispiel, was bei einem akut eintretenden Schub ja keine Seltenheit wäre. Es ist außerdem wichtig, vor Abschluss einer Versicherung abzuklären, ob diese auch greift, wenn der Versicherungsfall mit der chronischen Erkrankung zusammenhängt. Häufig ist dies nämlich nicht der Fall. So nett. Hier hilft es manchmal, sich vom Arzt ein Attest ausstellen zu lassen, das den guten und reisefähigen Gesundheitszustand bei Abschluss der Versicherung bestätigt.

Nachdem ich den Flug meistens zwar schon gebucht habe, recherchiere ich die Hygienestandards des Reiselands. Dazu gehören neben dem Zustand von Wasser und Co. auch die hygienischen Verhältnisse, besonders in den Toiletten. Hat man eh schon einen angeschlagenen Darm, ist man noch gefährdeter bezüglich bakterieller oder durch Viren ausgelöster Magen-Darm-Geschichten. Die Grundregel für Essen und Trinken vor Ort lautet eigentlich immer: abkochen, garen, schälen oder es gleich vergessen. Das mag im Skiurlaub in Österreich nun vielleicht nicht der Fall sein, aber in Ländern mit niedrigeren hygienischen Standards kann man sich nicht penibel genug an diese Faustregel halten. Das umfasst im Grunde auch jede Mahlzeit und jedes Getränk, von dem man nicht gesehen hat, woher es kommt und wie es zubereitet wurde. Wichtig ist auch, ausreichend Flüssigkeit aufzunehmen, allerdings nur aus verschlossenen Flaschen und kein Leitungswasser, nicht mal beim Zähneputzen und Duschen.

Es empfiehlt sich auch sehr – so schrecklich spießig und deutsch es klingen mag –, wirklich immer die eigene kleine Reiseapotheke mitzunehmen. Am besten, man lässt sich vorab die notwendige Menge an Medikamenten verschreiben, um ein Aufsuchen einer Apotheke im Reiseland oder gar einen Medikamentennotstand möglichst zu vermeiden. Ist man mit dem Flugzeug unterwegs, sollten Medikamente natürlich im Handgepäck mitreisen. Normalerweise gelten bei Arzneimitteln in Tablettenform keine besonderen Regeln, hat man jedoch Injektionspens, Spritzen oder Opiate dabei, ist das was anderes. Es ist also empfehlenswert, sich vorab bei der Fluggesellschaft zu erkundigen, was es diesbezüglich zu beachten gibt. Auch ein vom behandelnden Arzt ausgestelltes Attest über die Beschaffenheit und die Notwendigkeit der Medikamente – auf Englisch und in der Sprache des Ziellandes – ist wichtig.

Und einige Dinge lernt man, ob man will oder nicht, auf die unangenehme Art.

Wenn's doch mal in die Hose geht

Grand Canyon, 2015. Ich befand mich mit meinem Vater auf dem langen Weg vom Bryce Canyon zum Grand Canyon. Die Route war festgelegt, die Klimaanlage im Auto sorgte für eine fette Erkältung, alles lief also nach Plan. Diese ewig langen, geraden Straßen, die man aus Filmen kennt? Die gibt es wirklich. Was es nicht gibt, sind ausreichend Toiletten. Und wenn man muss, dann muss man bekanntlich. Nachdem mein Vater hektisch an den Straßenrand gefahren war, lief ich völlig überstürzt hinter etwas, das einem verdorrten Strauch glich, und tat, was notwendig war.

Was ich lernte: Klos auf der Route markieren, immer ausreichend Klopapier, feuchte Abwischtücher und extra Unterhosen dabeihaben. Nur wenige Minuten nachdem ich mich erleichtert hatte und wieder im Auto saß, sah ich außerdem eine Info im Reiseführer, die ausdrücklich darauf hinwies, dass defäkieren am Straßenrand strafbar war.

Jordanien, 2017. Zusammen mit einem Freund besuchte ich die alte Tempelstadt Petra. Fernab der sonstigen Touristenschar erkundeten wir in bester Indiana-Jones-Manier das Hinterland Petras. Ein äußerst freundlicher Beduine lud uns zu einer Tasse Tee und einer etwas fragwürdig aussehenden Gemüserolle ein. Aus Höflichkeit lehnten wir nicht ab. Kaum hatten wir das Teil gegessen, dauerte es nicht lange, bis mir mein Bauch signalisierte: »Hier kommt der perfekte Sturm.

Wenn du nicht gleich freiwillig auf's Klo gehst, nehme ich dir die Entscheidung ab.«

Was ich lernte: Keine Gemüserolle essen, die schon lange rumgelegen ist und von der man die Zubereitung nicht sehen konnte.

Paris, 2016. Meine Schwester lebte seit einigen Wochen in der Stadt der Liebe, und Mark und ich, beide noch niemals dort gewesen, nutzten die Gelegenheit und besuchten sie an meinem Geburtstag. Es war überproportional romantisch – unser Hotel lag in bezaubernder Lage mit Sicht auf den Eiffelturm. Die Romantik sollte allerdings schon wenige Stunden später purem Horror weichen. Nach einem etwas fragwürdigen Abendessen bei einer US-amerikanischen Mexikaner-Kette (wer bitte geht auch in Paris zum amerikanischen Mexikaner?) und zurück im Hotel füllte sich mein Mund mit Speichel, mein Rachen pochte und ich fühlte das vertraute Ziehen im Bauch, das mir sagte, ich würde bald von beiden Enden her explodieren. Was sich nur kurz darauf bestätigte: Wand, Teppich, sogar Teile der Decke (dank eines Ventilators) des Badezimmers bekamen was von der braunen Soße ab. Der niemals endende Vulkan, also ich, spie noch Stunden weiter. Es war mitten in der Nacht, und alle Apotheken im näheren Umkreis hatten geschlossen. Was tun beim berühmt-berüchtigten Reisedurchfall, wenn man nichts zur Hand hat? Viel trinken, am besten lauwarmen Tee. Eiskalte Getränke, wenn auch verführerisch, sind in diesem Fall eher zu vermeiden. Dauert die ganze Sache länger an, helfen auch extra salzige Speisen, um nicht komplett auszutrocknen.

Was ich hierbei lernte: Immer eine eigene Reiseapotheke dabeihaben, auch bei einem Kurztrip in Europa. Und wie man

»Es tut mir echt sehr leid, aber ich habe Ihr ganzes Badezimmer vollgeschissen« auf Französisch sagt.

Rom, 2017. Eine Woche mit Unmengen an Pasta und Pizza, obwohl glutenfrei, sollte sich rächen. Nach einer atemberaubend spannenden Suche nach einer Toilette im alten Rom musste ich sehr zu meiner Verzweiflung feststellen, dass in dieser Stadt – wie in vielen anderen Touristenmetropolen Europas – viele Münzklos vorhanden waren. Wir schrieben das Jahr 2017, und ich gebe zu, dass ich lieber per Karte als bar bezahle. Es leuchtete schließlich das große, gelbe »M« in der Ferne auf, im Hintergrund hörte ich göttliche römische Fanfaren.

Was ich hier lernte: Immer Kleingeld für Toiletten dabeihaben, die wahre Bedeutung des Wortes »Pronto« und dass die wohl berühmteste Fast-Food-Kette der Welt doch für etwas gut sein kann.

New York, 2015: Bereits in Schweiß gebadet, betrat ich das Flugzeug. Fliegen war noch nie meins gewesen, was meinem Magen und Darm bei Flugreisen immer noch zusätzlich zusetzte. Der Taco von der Straße, den ich nur wenige Stunden zuvor verzehrt hatte, saß außerdem schon unangenehm tief. Ich nahm zwischen Mark und einer alten, sehr freundlichen Dame Platz, die ungefähr 20 Minuten nach dem Start der Maschine eine fragwürdig aussehende Tupper-Box aus ihrem Handgepäck holte. Was danach passierte, weiß ich eigentlich nur noch aus Erzählungen. Nachdem die Dame die Tupperware jedenfalls geöffnet hatte und das, was sich im Inneren befand, seinen Duft verströmte, war es um mich geschehen. Unfähig, den Gurt noch rechtzeitig zu lösen, erbrach ich mich zum ersten Mal in meinem Leben in die dafür vorgesehene

Kotztüte. Das sollte natürlich nicht genug sein – wie auf Kommando meldete sich auch der Taco am anderen Ende zu Wort, der wollte wohl noch in amerikanischem Luftraum abgeworfen werden. Ich sprang ungeschickt über die alte Dame im Sitz neben mir – Entschuldigung nochmals an dieser Stelle – und sprintete in Rekordzeit von der Mitte des Flugzeugs zum Ende des Ganges mit den Toiletten. Vergeblich.

Was ich lernte: Bei der Buchung von Flügen immer Sitze in der Nähe der Toiletten anfragen, verdorbenes Streetfood hat seinen Ruf nicht von ungefähr und Tupperware hält nicht ewig frisch.

Indien, 2016. Nun, nicht direkt in Indien. Eigentlich eher München. Die Reise kam nie zustande. Was auch nie zustande kam, war die Rücküberweisung meiner Flugkosten auf mein Konto. Nach der relativ kurzfristigen Entscheidung, eine Freundin im weit entfernten Neu-Delhi zu besuchen, bereitete ich mich akribisch auf die Reise vor. Ich informierte mich vorbildlich über die ärztliche Versorgung vor Ort, welches Handeln im Fall eines Schubs angebracht wäre, wie mit Lebensmitteln und Wasser in Indien umgegangen werden müsste, welche Impfungen noch notwendig wären. Was ich nicht tat: Eine Reiserücktrittsversicherung abschließen, die auch Krankheiten wie Morbus Crohn abdeckt. Es wären nur gut 100 Euro mehr gewesen, doch für den Studentengeldbeutel war das eine Menge Kohle. Außerdem: Die Reise war doch schon in drei Wochen, was sollte da also groß passieren? Wie sich herausstellte, viel. Mit Karacho schoss nur wenige Tage nach der Buchung des Flugs der nächste Schub ins Haus. Nun könnte man argumentieren, dass dieser bis zum Abflug ja wieder hätte vergehen können. Auch wahr, doch trotzdem konnte ich unter diesem akuten Schub nicht die notwendigen Impfungen erhalten.

Was ich lernte: keine direkte Lektion, nur, dass ich manchmal wirklich nicht die Hellste bin.

Stoma und Sauna – läuft!

Finnland war meine erste Reise mit einem Stoma, und somit schon deswegen eine echt große Sache für mich. Eine Reise mit Stoma bot mir den Vorteil, nicht direkt dringend auf ein Klo angewiesen zu sein. Allerdings hat eine Reise mit einem Stoma so ganz eigene Tücken.

»Musst du da beim Fliegen aufpassen, dass in 10 000 Metern Höhe nicht irgendwie dein Stoma durch den Luftdruck oder so explodiert?«, fragte mich eine Freundin circa eine Woche vor Abflug.

Ich sah sie entsetzt an. Konnte das wirklich passieren?

Vor meinem geistigen Auge blähte sich unter meiner Kleidung mein Stoma zu Ballongröße auf, bis es schließlich mit einem lauten Knall explodierte und meine Verdauung im ganzen Flugzeug verstreute.

Zurück in den eigenen vier Wänden, googelte ich panisch nach Erfahrungsberichten von Stoma-Trägern in Flugzeugen.

»Du spinnst doch, natürlich kann das nicht passieren, was sollte denn der Luftdruck damit zu tun haben?«, tönte Marks Stimme vom Nebenzimmer herüber.

Ja, okay. Einige Berichte wiesen jedoch darauf hin, dass es von Vorteil sein könnte, der Airline und auch dem Flughafenpersonal vorab Bescheid zu geben, dass man ein Stoma am

Bauch hätte. Keine Bombe. Auch, wenn es sich manchmal wie eine tickende Bombe anfühlt, die jede Minute ein Chaos der ganz besonderen Art anrichten könnte.

Fest entschlossen, mich vorab mit der zuständigen Airline und dem Flughafen in Verbindung zu setzen, rückte der große Tag näher.

Natürlich vergaß ich es dann doch, dem Flughafenpersonal Bescheid zu geben, und kaum dort angekommen, breitete sich leichte Panik in mir aus.

Wie gewohnt stellte ich mich zusammen mit Mark an der Sicherheitskontrolle an, um von einem Herrn älteren Semesters durch den Metallbogen gewinkt zu werden.

PIEP.

Er führte mich diskret beiseite und rief eine Kollegin zu Hilfe, die mich mit einem Gerät, das wie eine Art Putzwedel aussah, näher unter die Lupe nahm. Im Hintergrund sah ich auf einem Computerdisplay meinen durchleuchteten Körper und – rund, gefährlich und eng am Körper anliegend – mein Stoma. Es gab einen wirklich verdächtigen Anblick ab.

Ich zückte meinen Stoma-Pass, den ich mir schon vorher zurechtgelegt hatte. Die Wedelfrau schien jedoch wenig beeindruckt und tastete mich weiter ab.

Mark stand einige Meter weiter und sammelte, selbst noch immer in Strümpfen, unser Handgepäck und meine Winterstiefel ein. Grinsend zeigte er mir zwei Daumen nach oben.

»Okay, alles in Ordnung, vielen Dank für Ihre Zeit«, kam schließlich von der »Putzfee«. Ich fühlte mich gerettet. Auf dem Weg zu Mark spürte ich, wie sich mein T-Shirt am Rücken trotz der eisigen Dezembertemperaturen leicht nass anfühlte.

Der Flug verlief absolut reibungslos. Ich hatte gleich nach der Buchung unseres Flugs mit einer sehr zuvorkommenden und verständnisvollen Airline-Beauftragten gesprochen, die mir dabei half, Sitze unmittelbar bei den Toiletten zu buchen. Allerdings erwies sich auch die Angst, in 10 000 Metern Höhe einen Stoma-Zwischenfall zu erleben, als völlig unbegründet. Mein Stoma explodierte natürlich nicht.

Es war jedoch definitiv ein Vorteil, mit Mark zu reisen. Stoma-Trägern wird generell angeraten, nichts, was über vier Kilogramm hinausgeht, zu heben oder zu tragen, vor allem nicht in den ersten Monaten nach dem Eingriff. Jede Bauchoperation beeinflusst die Stabilität der Bauchwand. Wird ein Stoma geformt, wird die Bauchwand zusätzlich durch die Öffnung unterbrochen. Bei einer Überbelastung kann es folglich zu einem Bruch kommen, einer sogenannten Hernie. Dabei handelt es sich natürlich nicht um einen typischen Bruch wie etwa bei einem Knochen. Hier reißt die Bauchdecke ein. Bei einer Hernie wölbt sich der Darm dann an der betroffenen Stelle nach außen.

Am letzten Tag im kalten Norden Europas stand eine weitere große Hürde an, die ich unbedingt meistern wollte: Schwimmen und Sauna mit einem Beutel voll Kacke am Bauch.

Ich hatte seit meiner Jugend Probleme, während meiner Periode trotz Tampon mit Freunden ins Freibad oder, Gott bewahre, sogar ins Wasser zu gehen. Schwimmen mit einem Stoma hingegen war noch mal ein ganzes Stück komplizierter für mich, jedenfalls redete ich mir das ein. Mir war klar, dass vor mir schon Tausende von Leuten diesen Schritt gewagt hatten. Ich hatte mich detailliert eingelesen und mehrmals abgesichert, dass es absolut kein Problem sei, mit einem Beutel ins Wasser zu gehen. Er war dicht, wirklich dicht. Ich hingegen, so schien es, war es in diesem Moment nicht mehr.

»Ich kann das einfach nicht, echt. Stell dir vor, da läuft etwas aus.« Und »etwas« ist in diesem Fall natürlich immer Stuhl. »Die müssen dann wegen mir das ganze Bad evakuieren und auspumpen. Zahlt die Versicherung so was überhaupt? Das kann ich mir nicht leisten«, sprudelte es aus mir raus.

Mark und ich standen vor dem Hafenbad in Helsinki, das über eine Saunalandschaft und ein traumhaftes beheiztes Außenbecken verfügt und in dieser sternenklaren Nacht einen fantastischen Ausblick auf riesige Schiffe und das kalte Wasser bot.

Ich sah Mark an, dass er mit sich haderte. Er wollte in dieses Schwimmbad. Ich ja eigentlich auch. Aber es war einfacher, wie schon so oft, meiner Angst nachzugeben, indem ich mich im sicheren Hotelzimmer verkroch.

»Wenn es dir zu viel wird, gehen wir gleich wieder nach Hause.« Unser Hotel befand sich nur um die Ecke.

»Aber lass es uns wenigstens versuchen.«

Ich hatte meinen für diese spezielle Gelegenheit neu erworbenen Badeanzug dabei. Meinen Stoma-Body allerdings erst einmal in den besagten Badeanzug zu klemmen, erwies sich als größere Herausforderung.

Es gab nur geteilte Umkleiden.

Mark und ich trennten uns an der Ecke, und er verschwand, selbstbewusst mit seinem total gesunden Körper, alle Organe sauber im Inneren verstaut, in die Männer-Umkleide.

Zögerlich öffnete ich die Holztür zur Damen-Umkleide. Sofort blickten mir mindestens zehn Augenpaare entgegen. Es musste Hochsaison sein, hier im Hafenbad. Mein Smartphone hatte mir etwas anderes weismachen wollen, aber nun gut. Die sind halt doch nicht so smart.

Ich nickte höflich und suchte mir den letzten freien Schrank, der, wie sollte es auch anders sein, direkt in der Mitte des komplett hölzernen, sehr finnischen Raumes lag.

Mir war selten so unwohl. Im Laufe meiner Krankheit war ich oft als zu dünn und knochig bezeichnet worden, dann, unter der Einnahme von Kortison, wieder als zu dick und unförmig. Doch nie hatte ich mich so unsicher gefühlt wie mit einem Stoma und einer Narbe, die Frankensteins Monster Konkurrenz machen würde.

Wie in Zeitlupe schälte ich mich aus meinen fünf Lagen Klamotten und stand schließlich im Evaskostüm und meinem Stoma-Beutel in der Mitte der Umkleide.

Niemand schrie auf. Niemand wich vor Entsetzen von mir, Kreuz und Knoblauchzehe in der Hand. Ein paar Blicke in meine Richtung gab es schon, aber womöglich auch einfach aus Neugier oder Mitgefühl. Doch Grund genug für mich, um zu erröten.

Ich zwängte mich in meinen Badeanzug und stopfte meine Klamotten in den Schrank. Ohne einen weiteren Blick zu den restlichen Anwesenden zu werfen, lief ich hektisch durch die nächste Tür.

Sie führte nach draußen. Die Kälte schlug mir ins Gesicht und nahm mir erst einmal den Atem weg. Eingewickelt in mein Handtuch und barfuß rannte ich, so schnell ich konnte, zum leicht beleuchteten Sauna-Eingang wenige Meter weiter, bei dem Mark in Badehose und mit stoischer Miene auf mich wartete. Es musste wahr sein: Männer frieren nie.

Wir entschieden uns, erst einen Abstecher ins Außenbecken zu machen. Die Sauna war textilfrei und mich mit Beutel splitterfasernackt zusammen mit einem Dutzend anderen Menschen mit auf den ersten Blick gesundem Darm in eine 90 Grad heiße enge Holzkammer zu setzen, ließ mich schon vorher schwitzen.

Der Beutel blieb dicht. Er zeichnete sich durch den nassen Badeanzug etwas ab, aber da dieser auch schwarz war, fiel das kaum auf. Das größere Problem war, wie sich herausstellte, dass die Finnen ihre »beheizten« und »warmen« Becken im Winter lediglich auf 30 Grad hochfuhren, was bei einer Außentemperatur von minus zehn Grad dann doch etwas knackig war.

»Siehst du, alle Sorgen umsonst«, sagte Mark, als wir unter Schüttelfrost zurück in Richtung Sauna sprinteten.

Ich nickte zögerlich. Der Abend war ja noch nicht vorbei. In meiner Fantasie, die wie gewohnt Überstunden machte, befanden sich noch unzählige Stoma-Katastrophen-Szenarien, die an diesem Abend passieren könnten.

Wir wagten uns schließlich in die Sauna. Gemischt, versteht sich. Es war relativ finster, auch im Vorzimmer, weshalb mein Stoma wahrscheinlich gar nicht weiter auffiel. Und wenn es jemanden gestört haben sollte, merkte ich das jedenfalls nicht.

Mark und ich wollten uns einen Platz in der Nähe der Tür suchen. Im Gegensatz zu meiner besseren Hälfte war ich keine erfahrene Saunagängerin, und die Hitze machte mir schon grundsätzlich zu schaffen. Die Sauna war allerdings bis auf den letzten Zentimeter besetzt, und so blieb nur eine relativ begrenzte Sitzmöglichkeit direkt neben dem Aufguss. Mit einer Hand unauffällig über dem Stoma tastend, ließ ich mich schließlich nieder.

Es war wirklich okay. Der leichte, dämpfige Nebel in der Sauna machte es sowieso schwierig, irgendwas zu sehen. Und der Etikette sei Dank blickte auch niemand zu lange in meine Richtung, Stoma hin oder her.

Direkt neben dem Aufguss sitzend war es anscheinend Marks und meine Aufgabe, von Zeit zu Zeit wieder etwas Flüssigkeit aus dem Eimer zu schöpfen und über die heißen Saunasteine zu gießen, was ich dankend Mark überließ.

Eine Weile später befand sich dieser allerdings in einem Zen-artigen Zustand. Augen geschlossen, Schweißtropfen übersäten sein Gesicht. Als es Zeit war, einen weiteren Aufguss zu machen, reagierte er nicht.

Beflügelt von den Ereignissen des Tages, griff ich schließlich zur Keule, um die Sache selbst in die Hand zu nehmen. Ich beugte mich über die Steine, doch noch bevor ich die Flüssigkeit darübergießen konnte, zischte es leise und bedrohlich. Nur ganz kurz, aber es war deutlich zu hören.

Es war der blanke Horror. Ich sah meinen Stoma-Beutel, der unbekümmert mit dem unteren Ende auf den Saunasteinen auflag. So schnell es ging, richtete ich mich auf und schüttete voller Wucht den Schöpferinhalt über die Saunasteine.

Es zischte laut und kraftvoll.

Panisch betrachtete ich den Beutel, der unversehrt davongekommen zu sein schien. Im Anschluss schaute ich in die Runde, um zu sehen, ob jemand meinen kleinen Unfall bemerkt hatte. Anscheinend nicht. Bis ich jemanden neben mir unterdrückt lachen hörte.

Mark.

Ich liebe mein Zuhause, meine vertraute Umgebung, die eigenen vier Wände und, am wichtigsten, das eigene Klo. Das eigene Klo ist der Hammer. Kein Klo auf dieser Welt kann dem eigenen Klo das Wasser reichen. Andere Klos, egal wo auf der Welt, sind oft einfach nur erschreckend. Ich denke da an Klotüren, die so locker in der Angel hingen, dass man nicht nur durchsehen konnte, sondern dass sie auch jede Sekunde drohten rauszufallen. Klos, die – zumindest nach unseren Gewohnheiten – gar keine Klos sind, und einen lehren, dass man in bestimmten Ländern wie Indonesien keine offenen Sandalen in Sanitäranlagen tragen sollte.

Eine Reise weit weg vom vertrauten, heimischen Klo kann erschreckend sein. Die Vorstellung, Tausende Kilometer vom eigenen Arzt entfernt einen akuten Schub zu erleiden, macht richtig Angst. Und wie sehr man es sich wünscht, dass alles gut geht, manchmal tut es das einfach nicht.

Ein Grund, auf Abenteuer fernab der vertrauten Umgebung verzichten zu möchten, ist eine chronisch entzündliche Darmerkrankung vielleicht durchaus. Doch mit einem gewissen Maß an Planung, Mut, Hoffnung und vor allem Humor lässt sich auch diese Hürde überwinden. Der Crohn dominiert den Alltag von vielen Betroffenen. Ein Grund mehr, die Klopapierrolle in den Koffer zu werfen und den Schritt in Richtung Urlaub zu machen.

»ONLY ONCE YOU LIVE« (YODA, UM 3018)

Auf die Frage, wie man am besten mit einer lebensverändernden Diagnose umgehen soll, kann ich nach wie vor keine konkrete Antwort geben. Weil es eine konkrete Antwort in diesem Fall einfach nicht gibt. Nur zu gerne würde ich hier eine magische Liste einfügen, die Schritt für Schritt und total idiotensicher erklärt, wie man eine chronische Erkrankung wie Morbus Crohn akzeptiert und sie mühelos in den Alltag einbaut.

Du bist so viel mehr als deine Krankheit

Es gibt da etwas, das mich immer wieder beschäftigt. Es ist eigentlich eine grundlegende Menschheitsfrage, mit der sich schon die Philosophen im alten Griechenland auseinandersetzten: Wer bin ich?

Als vor Kurzem mein Ileostoma zurückverlegt wurde und ich in die sogenannte *Quasi-Heilung* eingetreten war, hätte ich einen Freudentanz aufführen sollen. Nicht falsch verstehen, ich war wirklich überglücklich. Ich war so glücklich wie noch nie in meinem Leben. Die Jahre zuvor, besonders die vergangenen zwölf Monate, hatten etwas zutiefst Ernüchterndes, das ich nur als die schlimmste Zeit meines Lebens benennen kann. Ich bin jeden Tag dankbar, es überhaupt überlebt zu haben. Ich lese oft von ähnlichen Fällen und wundere mich, warum nicht ich einer dieser Menschen war, die an einer Peritonitis verstarben. Wegen meines noch relativ jungen Alters? Sicherlich. Glück? Definitiv.

Je weiter ich von den Ereignissen dieser einen kalten Septembernacht und den vielen trostlosen Tagen in den Jahren zuvor entfernt bin, desto verschwommener werden einzelne Momente, Ängste, Gefühle. Es ist okay, jetzt beschwerdefrei zu sein. Ab jetzt geht es bergauf. Aber warum kann ich mich dann nicht bedingungslos freuen? Überlebensschuld?

Ich nenne es – aus Mangel an Alternativen – eine Identitätskrise.

Seit meinem 16. Lebensjahr bin ich krank. Teilweise schwer krank. Teilweise wieder nicht so schwer krank. Aber auch irgendwie nie so ganz gesund. Irgendwo dazwischen.

Wer bin ich also eigentlich? Ein Chamäleon, das sich mühelos zwischen den Welten der Gesunden und der Kranken bewegt? Ist es überhaupt möglich, dass die eine Welt neben der anderen existieren kann?

Viele Menschen durchlaufen nach der Diagnose einer lebensverändernden Krankheit ähnlich wie bei einem unerwarteten Todesfall einer nahestehenden Person die berühmten fünf Stadien: Leugnen, Wut, Verhandeln, Depression, Akzeptanz. Das mag auf den ersten Blick etwas arg dramatisch erscheinen. Jeder, der an einer unheilbaren chronischen Krankheit leidet, weiß aber, wie wahr das ist und wie erschreckend akkurat dieses Modell auf das Leben eines jeden Betroffenen anwendbar ist.

Man weigert sich anfangs, bewusst oder unbewusst, die Diagnose hinzunehmen. Ärztebesuche werden hinausgezögert, wichtige Termine verschoben, man redet sich ein, alles wäre nicht so schlimm. Wie kann man von einem Tag auf den anderen plötzlich für den Rest des Lebens krank sein? Absurd.

Daraufhin folgt Wut, der berühmte Gedanke »Warum ausgerechnet ich?« drängt sich immer wieder ins Bewusstsein. Allen anderen Menschen auf dieser Welt geht es besser, warum muss ausgerechnet ich mich mit dieser Krankheit herumschlagen? Man ist wütend auf Mitmenschen, deren Gesundheit genau das tut, was sie soll. Man ist wütend auf sich selbst, weil man wütend ist.

Im Anschluss kommt es tatsächlich zu einer Art Verhandlung. Man probiert verschiedenste Medikamente und Behandlungsmethoden, holt eine zweite und dritte oder gar vierte Meinung ein. Versucht, sich mit der ganzen Sache irgendwie kompromissmäßig zu arrangieren. Funktioniert aber in den meisten Fällen, zumindest anfangs, nur bedingt. Die »Versuch und Irrtum«-Natur einer chronisch entzündlichen Darmerkrankung oder einer jeden chronischen Erkrankung bedeutet, dass es oft sehr lange dauert, bis eine wirksame und ganzheitlich akzeptable Behandlungsmethode gefunden wird.

Damit sind wir bei der Depression. Der endlose Kreislauf an Medikamenten, Arztbesuchen, Operationen, gepaart mit dem Unverständnis von Freunden und Fremden, fordert früher oder später seinen Tribut.

Und doch, eines Tages, sobald man es aus dieser Phase wieder herausgeschafft und auch die Krankheit selbst einigermaßen in den Griff bekommen hat, schaut es auf einmal gleich viel besser aus. Man akzeptiert sein neues Leben und, so einfach und banal es auch klingen mag, macht verdammt noch mal das Beste daraus.

Es dauerte bei mir Jahre, diesen Zyklus zu durchlaufen.

Es gibt keine Garantie, nicht wieder eines Tages in eine der ersten Stufen zurückzufallen. Rückschläge, erneute Schübe, ein plötzlich wirkungsloses Medikament – die Liste ist endlos. Die Gefahr, in die Welt der Kranken zurückzurutschen, ist ständig da.

Es wäre falsch, eine Krankheit wie Morbus Crohn und alles, was sie mit sich bringt, zu romantisieren. Wer sie hat, trägt wie bei vielen Krankheiten ein schweres Kreuz. Doch wenn man versucht, die Misere positiv zu betrachten, bringt sie vielleicht auch ein kleines bisschen Gutes mit sich.

Ich möchte es zumindest versuchen.

Eine Krankheit macht einen weiser. Erfahrener. Egal, wie schlimm es beizeiten ist, man steht auch die härtesten Momente durch. Was wäre denn auch die Alternative? Man realisiert zudem, wie unglaublich stark man ist. Psychisch und körperlich. Kräfte, die man nie in sich selbst vermutet hätte. Man lernt, das Leben zu genießen. Die guten Momente zu nutzen. Jeden gesunden Tag zu schätzen. Humor wird zur wertvollsten Waffe für alle Situation des Lebens. Ohne Humor hat man sowieso schon verloren. Was bringt es, sich selbst zu ernst zu nehmen? Lebendig kommt hier eh keiner raus. Was macht es also aus, offen über Darmbewegungen und Toiletten-Anekdoten zu reden? Familie und Freunde werden zu den Grundpfeilern im Leben. Egal, wie gerne man selbstständig durchs Leben gehen, egal, wie sehr man so manches am liebsten ohne

Hilfe meistern möchte. Man lernt, dass nach Hilfe zu fragen kein Zeichen von Schwäche ist. Es ist ein Zeichen von Vertrauen und Wertschätzung. Ein Zeichen von Stärke und auch Demut dem Leben gegenüber. Ein Zeichen, dass man nicht bereit ist, klein beizugeben. Jeder braucht eines Tages Hilfe. Der Tag wird früher oder später kommen, an dem wir nicht mehr alles alleine meistern können. Eine helfende Hand zu ergreifen ebnet den Weg, eines Tages selber dazu zu werden, und umgekehrt. Alles, was man halbherzig macht, verpufft, ist Energieverschwendung. Freundschaften dabei zu pflegen ist hart. Es schmerzt, vermeintlich enge Weggefährten gehen zu sehen. Aber die, die es wirklich wert sind, werden bleiben. Nicht ein Jahr, nicht zwei oder fünf, sondern für immer. Dann hat man eben keinen Riesenkader an vermeintlichen Freunden. Eine Handvoll Freunde, die einem nicht die Pest an den Hals wünschen, reicht doch auch aus. Respekt, Offenheit und Ehrlichkeit sind altbewährte Tugenden, und das nicht umsonst. Es ist hart, sich Schwächen einzugestehen und dass man nicht unversehrbar, sondern dass man endlich ist, egal ob körperlicher oder mentaler Natur. Es kränkt, dass man nicht perfekt sein darf und dass der eigene Körper sich gegen einen wendet. Trotzdem ist es keine Entschuldigung dafür, ein schlechter Mensch zu sein. Jeder trägt sein Kreuz, man kann sich entweder davon negativ beeinflussen lassen oder dadurch wachsen. Es empfiehlt sich, immer ein bisschen freundlicher zu sein, als man es eigentlich wäre. Jedem zu vergeben, der einem je Schmerz zugefügt hat. Nicht um derentwillen, sondern für einen selbst. Vergebung macht das Leben leichter. Über die eigene psychische Gesundheit zu reden ist nie einfach. Aber manchmal reicht es ja einfach auch, wenn einem zugehört wird. Angst ist normal, Panik ist normal, tiefste Einsamkeit und Traurigkeit sind normal. Jeder kennt diese Gefühle, man ist nicht der erste Mensch auf Erden, dem es so ergeht. Spricht man die eigenen Wahrheiten aus, passieren die wundervollsten Dinge, man lernt Gleichgesinnte kennen und tiefe, so nie erwartete Freundschaften entstehen.

Die Moral von der Geschichte ist, auch wenn es zutiefst menschlich ist, etwas anderes für sein Leben zu wollen: Manchmal gibt es einfach kein Happy End. Es gibt keine Wundermittel, keine absolut idiotensicheren Konzepte, keine Garantie für irgendwas, keine Heilung, wie eigentlich immer im Leben.

Es erweist sich allerdings als vorteilhaft, an den guten Tagen Energie aufzuladen und diese gut in sich zu hüten, um an den schlechten Tagen von den guten zu zehren. Ganz wie ein Murmeltier, das sich über den Sommer hinweg einen Vorrat anfrisst und den Winter dann einfach verschläft.

So könnte es klappen. Einen Tag nach dem anderen. Und der nächste Sommer kommt bestimmt.

Das kleine CED-ABC

A steht für Arsch – Der nach dem Mund zweite sichtbare Teil unseres Verdauungssystems und gleichzeitig der Teil des Körpers, mit dem man sich am wenigsten befassen möchte. Für jeden CED-Patienten allerdings eins der häufigsten Gesprächsthemen.

B steht für Bauchschmerzen – Bauchweh bei einer CED fühlt sich oft an, als wolle ein Alien aus dem Bauch ausbrechen. Die wohl berühmteste Szene aus dem Film *Alien* – ein außerirdisches Wesen platzt aus dem Torso von Sigourney Weaver heraus, die als Filmcharakter dabei vor Schmerzen fast stirbt – ist in ihrer Deutlichkeit entstanden, weil der Produzent des Films selbst an Morbus Crohn litt.

C steht für Colectomy – Unter einer Colectomy – okay, zu Deutsch eigentlich eher Kolektomie – versteht man die chirurgische Entfernung des Dickdarms, oft üblich bei Colitis ulcerosa.

D steht für Durchfall – Mit den Bauchschmerzen eines der Hauptsymptome einer CED in Schubphasen.

E steht für Endoskopie – Eine Spiegelung ist notwendig, um eine CED zu diagnostizieren oder das Ausmaß einer Erkrankung zu beurteilen. Vor allem Darmspiegelungen, Koloskopien, sind ein wichtiges und immer wieder auftauchendes Diagnoseinstrument bei einer CED.

F steht für Furzen – Viel und oft. Blähungen sind bei CED keine Seltenheit. Sie können schmerzhafte Krämpfe verursachen und einem sogar den Atem nehmen. Dabei spricht man vom sogenannten Roemheld-Syndrom. Ist der Magen zu prall gefüllt oder befinden sich dort zu viel geschluckte Luft und Kohlensäure, bläht sich der Bauch auf. Wenn sich im Dickdarm dann zu viele Gase bilden, wird der Druck auf das Zwerchfell zu stark: Der Atemmuskel gibt nach und hebt das Herz an.

Dadurch verkrampfen sich die Herzkranzgefäße, die Herzfrequenz steigt und damit auch der Sauerstoffbedarf.

G steht für Gastroenterologie – Der Bereich der Medizin, der sich mit allem, was mit dem Magen-Darm-Trakt zu tun hat, befasst. Der Gang zum Gastroenterologen ist für CED-Patienten Pflicht.

H steht für Hoffnung – Sie kommt oft abhanden, aber immer wieder zurück. Hoffnung auf eine andauernde Remission, auf ein wirksames Medikament, auf eine erfolgreiche Operation. Laut Friedrich Nietzsche ist sie der Regenbogen über dem herabstürzenden Bach des Lebens. Oder das lang ersehnte Klo in dringendster Not.

I steht für Ileostoma – Die operativ angelegte Öffnung in der Bauchdecke, durch die ein kleines Stück des Dünndarms, das Ileum, nach außen auf die Hautoberfläche gezogen wird. Anstatt über den After wird der Stuhl nun über diese künstlich geschaffene Öffnung aus dem Körper ausgeschieden.

J steht für J-Pouch – Auch Ileoanaler Pouch genannt, aus dem Englischen »Beutel«. Darunter versteht man ein aus Dünndarmschlingen geformtes Reservoir. Anstelle des Dickdarms speichert der Pouch den Dünndarminhalt und verzögert somit die direkte Entleerung über den Schließmuskel. Bei einem Pouch sind der letzte Abschnitt des Dünndarms und der Anus direkt miteinander verbunden.

K steht für Krankenhaus – Meistens ist es möglich, Schübe zu Hause oder in der Praxis des Gastroenterologen behandeln zu lassen. Für Infusionen beispielsweise kommen Patienten oft ambulant in die Praxis und erhalten unter Beobachtung ihre Medikation. Bei schweren Verläufen hingegen kann ein stationärer Krankenhausaufenthalt, womöglich inklusive Operation, notwendig sein.

L steht für Lachen – Über sich selbst und diese absurden Situationen, in die einen der Darm bei einer CED oft bringt. Lachen zu können ist mitunter das Wichtigste. Gerade weil alles rund um die Themen Darm und Kacke vielen so unangenehm ist, wird es zu einer wahren Fundgrube für schwarzhumorige Witze. Natürlich ist eine CED eine sehr schwere Erkrankung. Je schneller man aber lernt, dieser Krankheit hin und wieder etwas Lustiges abzugewinnen, desto rascher findet man sich in dem neuen Leben zurecht.

M steht für Medizin – Ob Steroide, Immunsuppressiva oder Biologika, die Medikamentenauswahl bei einer CED ist mittlerweile groß. Manche Medikamente werden über Monate bis Jahre eingenommen und variieren je nach Stärke des Schubes in der Dosierung. Die Nebenwirkungen sind bisweilen spektakulär. Dazu fragen Sie Ihren Arzt oder Apotheker.

N steht für nichts tun – Oft geht mit einer CED das sogenannte chronische Erschöpfungssyndrom einher (Fatigue). Bemerkbar macht es sich durch extreme Abgeschlagenheit und Müdigkeit. Einfach mal nichts zu tun und dem Körper eine Auszeit zu geben ist völlig okay.

O steht für Operation – Ob Fisteln, Stenosen oder Abszesse, viele Betroffene einer CED unterziehen sich innerhalb der ersten zehn Jahre nach der Erstdiagnose einer OP.

P steht für Phantomrektum – Menschen, denen ein Ileostoma angelegt wurde, scheiden Stuhl fortan über das Stoma aus. Der Dickdarm ist in vielen Fällen allerdings noch im Bauchraum vorhanden, komplett inaktiv, wie auch der Schließmuskel am Anus. Ähnlich wie bei Menschen, die nach einer Amputation noch ihre Gliedmaßen spüren, haben Patienten mit einem Ileostoma manchmal das Gefühl, aufs Klo zu müssen.

Q steht für Quasi-Heilung – Bei ungefähr der Hälfte aller Morbus-Crohn-Patienten, die sich einer Operation unterziehen, ist nur ein isolierter Bereich des Dünndarms befallen. Im Anschluss daran ist man rein theoretisch erst einmal »Crohnfrei«. Es kann aber jederzeit zu einem neuen Befall kommen, allerdings auch zu einer langen Remission. Daher die Bezeichnung »Quasi-Heilung«.

R steht für Reizdarm – Oft im Zusammenhang mit Darmbeschwerden hört und liest man von einem »Reizdarm«, der mit CED eigentlich überhaupt nichts zu tun hat.

S steht für Schub – Eine CED verläuft in Schüben, das bedeutet, dass nach Phasen der Krankheit auch wieder gesunde Zeiten kommen, genannt Remission. Remissionen können, wie ein Schub, Wochen, Monate, Jahre oder gar Jahrzehnte andauern.

T steht für Toiletten – Der höchstfrequentierte und heiß geliebte Rettungsraum eines jeden CEDlers. Zu Schubzeiten müssen Betroffene bis zu 25-mal täglich zur Toilette laufen.

U steht für Unterstützung – Unterstützung ist neben Humor die wichtigste Zutat für ein erfolgreiches Management einer CED. Ob durch Freunde, Familie, medizinisches Personal oder Selbsthilfegruppen, ohne Beistand geht's nicht.

V steht für Versicherung – Oder, genauer gesagt, für die gesetzliche Krankenversicherung. Spätestens nach der ersten Operation wird einem zum ersten Mal richtig bewusst, welches Glück wir mit unserem Gesundheitssystem in Deutschland haben. Wir gehen zum Arzt oder ins Krankenhaus und müssen für eine Grundversorgung nichts extra zahlen. In vielen Ländern können die Menschen davon nur träumen. Für einen chronisch Erkrankten ist das auch aus finanzieller Sicht lebensrettend.

W steht für Wiegen – Menschen mit einer CED können schon mal in wenigen Monaten von einer Kleidergröße S zu L wandern. In Schubphasen kann die Nahrungsaufnahme durch den Darm beeinträchtigt sein, was logischerweise zu einem Gewichtsverlust führen kann. Auf der anderen Seite bewirken manche Medikamente, vor allem Steroide, das komplette Gegenteil und führen zu einer starken Gewichtszunahme, Wassereinlagerungen und einem sogenannten Mondgesicht.

X steht für Xanthippe – Darf man den Überlieferungen des antiken Philosophen Xenophon glauben, machte die streitsüchtige Xanthippe ihrem Mann Sokrates (und Kollegen Xenophons) das Leben zur Hölle. Ich habe meinen Freund zwar noch nicht mit dem Inhalt eines Nachttopfs übergossen, dennoch machen einen manche Medikamente sehr zänkisch, so in etwa Steroide wie Kortison.

Y steht für Yin und Yang – Yin bedeutet auf Deutsch »Schattenseite des Berges«, Yang heißt übersetzt »Sonnenseite des Berges«. Auch bei einer CED ist das eine ohne das andere nicht denkbar. Es gibt keine Zustände, nur sich stetig wandelnde Phasen – gute Phasen und schlechte Phasen, Schübe und Remissionen. Sie bedingen sich gegenseitig: ohne Remission kein Schub, ohne Schub keine Remission.

Z steht für zusammen – Zu zweit ist man bekanntlich weniger allein. Das gilt besonders in Zeiten von Krankheit und schwerem Leid.

Links, die weiterhelfen

Chronisch Cool e. V.
www.chronischcool.org

Deutsch Morbus Crohn/Colitis ulcerosa Vereinigung
www.dccv.de

Crohn Colitis Schweiz – Schweizerische Morbus Crohn/Colitis ulcerosa Vereinigung
www.smccv.ch

Österreichische Morbus Crohn-Colitis ulcerosa Vereinigung
www.oemccv.at

Leben mit CED – Alles zu Morbus Crohn und Colitis ulcerosa
www.leben-mit-ced.de

Lila Hoffnung – CED & Darmkrebshilfe e.V.
www.lilahoffnung.de

Aktion Luftsprung
www.aktion-luftsprung.de

Projekt Grenzenlos
www.instagram.com/projekt.grenzenlos

Danksagung

Größten Dank an:

Birgit Reiter und Elena Grunwald vom mvg-Verlag, für Ihr Vertrauen.

Anna Cavelius für deine Menschlichkeit, dein gutes Auge und immer offenes Ohr.

Fritz Bielmeier für das tolle Bild des postoperativen Cover-Fotoshootings.

Meine Familie für die andauernde Unterstützung.

Meine Freunde, den harten Kern.

Alle Betroffene und alle Leser, die den Weg zu diesem Buch gefunden haben. Das Leben ist trotzdem schön.

Mark, für deine medizinische Expertise und einfach alles. You're the best.